PANDEMIE IM FLUG

Pandemie im Flug

PANDEMIE IM FLUG

Die Vogelkrise prägt Kanadas Zukunft

COPYRIGHT-SEITE

Pandemie im Flug: Die Vogelkrise prägt Kanadas Zukunft

Copyright © 2024 von Gabriel Stones.

Alle Rechte vorbehalten. Kein Teil dieser Veröffentlichung dürfen in jeder Form und mit allen Mitteln reproduziert, verbreitet oder übertragen werden, einschließlich Fotokopieren, Aufzeichnen oder andere elektronische oder mechanische Methoden, ohne vorherige schriftliche Genehmigung des Herausgebers, außer im Falle von kurzen Zitaten in kritischen Rezensionen und bestimmte andere nichtkommerzielle Nutzungen, die durch das Urheberrecht zulässig sind.

Pandemie im Flug

INHALTSVERZEICHNIS

COPYRIGHT-SEITE	2
INHALTSVERZEICHNIS	3
VORWORT	6
EINFÜHRUNG	8
Die Vogelpandemie verstehen: Umfang und Bedeutung	8
KAPITEL 1	11
HISTORISCHER KONTEXT VON VOGELKRANKHEITEN IN KANADA	11
Frühe Ereignisse und Muster	11
KAPITEL 2	15
ANATOMIE EINER VOGELPANDEMIE	15
Wie Vogelviren entstehen und sich verbreiten	16
KAPITEL 3	19
MENSCHLICHE UND WIRTSCHAFTLICHE AUSWIRKUNGEN VON VOGELPANDEMIEN	19
Wirtschaftliche Folgen für die Geflügelindustrie	20
KAPITEL 4	24
KANADAS ANTWORT AUF DIE VOGELKRISE	24
Regierungspolitik und Notfallvorsorge	25
KAPITEL 5	29
Herausforderungen und Lösungen bei der BIOS-Sicherheit	29
Biosicherheitsmaßnahmen und ihre Bedeutung verstehen	30
KAPITEL 6	34

WIRTSCHAFTLICHE AUSWIRKUNGEN DER VOGELPANDEMIE AUF KANADA — 34
Auswirkungen auf die Geflügelindustrie — 35

KAPITEL 7 — 39
DIE AUSWIRKUNGEN DER AVIÄREN INFLUENZA AUF DIE MENSCHLICHE GESUNDHEIT — 39
Zoonoseübertragung verstehen — 40

KAPITEL 8 — 44
Biosicherheitsmaßnahmen und Strategien zur Krankheitsbekämpfung in der Geflügelhaltung — 44
Die Grundlagen der Biosicherheit bei Geflügel — 45

KAPITEL 9 — 50
RESILIENZ UND VORBEREITUNG BEI DER AVIÄREN INFLUENZA-REAKTION — 50
Aufbau eines belastbaren Reaktionsrahmens — 51

KAPITEL 10 — 56
KOMMUNIKATIONS- UND ÖFFENTLICHKEITSSTRATEGIEN WÄHREND DER AVIÄREN INFLUENZA-KRISE — 56
Kampagnen zur öffentlichen Gesundheit und Informationsverbreitung — 57

KAPITEL 11 — 63
POLITISCHE UND GESETZLICHE RAHMENBEDINGUNGEN ZUR KONTROLLE DER AVIÄREN INFLUENZA — 63
Bundesrechtliche Rahmenbedingungen und Regulierungsbehörden — 63

KAPITEL 12 — 70
WIRTSCHAFTLICHE AUSWIRKUNGEN DER AVIÄREN INFLUENZA-KRISE AUF KANADA — 70

Auswirkungen auf die Geflügelindustrie 70

KAPITEL 13 — 75
AVIARE INFLUENZA IM KONTEXT DES KLIMAWANDELS — 75

Klimawandel und seine Auswirkungen auf die Krankheitsdynamik 75

KAPITEL 14 — 81
INNOVATION, WISSENSCHAFT UND LÖSUNGEN — 81

Durchbrüche im Management von Vogelkrankheiten 81

KAPITEL 15 — 86
Der Blick nach vorne — 86

Aufbau von Widerstandsfähigkeit gegen zukünftige Pandemien 86

ABSCHLUSS — 91
Nachdenken über Kanadas Weg durch die Krise 91

ANHANG — 93

Anhang A 93
Schlüsselbegriffe und Definitionen 93
Anhang B: 96
Große Ausbrüche der Vogelgrippe in Kanada (Chronologie) 96

Anhang C — 97
Schlüsselfiguren und Organisationen 97

Anhang D — 98
Ressourcen für weiterführende Literatur und Forschung 98

Anhang E — 99
Politische Empfehlungen und Rahmenbedingungen 99

VORWORT

In einer ruhigen Stadt an der Westküste Kanadas florierte einst eine kleine Geflügelfarm. Es war ein Ort, an dem man am frühen Morgen das Geräusch gackernder Hühner hörte, wo Generationen einer Familie das Land mit Stolz bewirtschaftet hatten und wo sich die Gemeindemitglieder jeden Herbst zu einem „Farm-to-Table"-Fest versammelten, um ihre Ernte zu feiern. Doch im Herbst 2022 fegte ein tödlicher Virus mit unsichtbaren Flügeln herein. Die Vögel verstummten. Landwirte legten Schutzausrüstung an, Fahrzeuge wurden abgeriegelt und Familien trauerten um mehr als nur ihre wirtschaftlichen Verluste. Für einige bedeutete es das Ende einer Lebensweise.

Pandemie im Flug

Geschichten wie diese ereigneten sich in allen Regionen, sowohl in der Stadt als auch auf dem Land, und hatten eine verheerende Wirkung, die weit über die Grenzen Kanadas hinausreichte. Die Vogelpandemie war nicht nur eine Frage der Eindämmung der Vogelgrippe; Es offenbarte Risse in unseren miteinander verbundenen Systemen – Landwirtschaft, öffentliche Gesundheit, Wildtiermanagement und sogar die Widerstandsfähigkeit der Gemeinschaft. Es hat uns gezeigt, wie fragil unsere gemeinsame Existenz sein kann, wenn eine unsichtbare biologische Kraft die Grenzen moderner Wissenschaft und Politik auf die Probe stellt.

Dieses Buch ist weder eine einfache Chronik der Ereignisse noch eine Geschichte der Verzweiflung. Vielmehr handelt es sich um eine kritische Untersuchung der Art und Weise, wie Kanada und die Welt mit einer der schwersten Vogelkrisen der Geschichte

Pandemie im Flug

konfrontiert waren. Ziel ist es, die Biologie hinter Vogelkrankheiten, die Maßnahmen zur Eindämmung von Ausbrüchen und die menschlichen Geschichten, die aus den Turbulenzen hervorgegangen sind, zu beleuchten. Unser Ziel ist es herauszufinden, was uns diese Pandemie über Widerstandsfähigkeit, Anpassung und die Gefahren einer vernetzten Welt gelehrt hat.

Die hier vorgestellten Forschungsergebnisse und Diskussionen stammen aus mehreren Disziplinen – Epidemiologie, Ökologie, Ökonomie, Geschichte und Soziologie. Wir hören die Stimmen von Wissenschaftlern, die sich bemühen, die Geheimnisse viraler Mutationen zu entschlüsseln, von Landwirten, die sowohl Opfer als auch entscheidende Helfer an vorderster Front waren, und indigenen Gemeinschaften, die unschätzbare Weisheit aus Generationen der Beobachtung und Anpassung bieten.

Pandemie im Flug

Kanadas Reaktion auf Vogelpandemien spiegelt die Spannungen und die Zusammenarbeit innerhalb einer vielfältigen Gesellschaft wider: die Anziehungskraft individueller Rechte gegenüber kollektiven Gesundheitserfordernissen; die Land-Stadt-Gefälle, die die Politik prägen; und das lokal-globale Zusammenspiel, das den Eindämmungserfolg bestimmt. Mit der Erzählung dieser Geschichte möchten wir informieren, anregen und vielleicht sogar zu tieferen Überlegungen darüber anregen, wie Nationen, Institutionen und Bürger besser auf zukünftige Krisen reagieren können.

Für jeden Leser, ob Profi oder Laie, bietet dieses Buch eine Perspektive, durch die man eine Pandemie betrachten kann, die unsere ökologischen, landwirtschaftlichen und sozialen Realitäten geprägt hat und weiterhin prägt. Wenn wir diese Seiten umblättern, sollten wir sowohl die deutlichen Warnungen als auch die bemerkenswerte Widerstandsfähigkeit berücksichtigen, die aus diesen turbulenten Ereignissen hervorgegangen sind. In der Geschichte der Vogelpandemie geht es letztendlich um Anpassung – darum, wie wir uns an eine durch Naturgewalten veränderte Welt anpassen und wie wir durch durchdachte Politik und kollektives Handeln diesen Wandel für eine bessere Zukunft beeinflussen können.

EINFÜHRUNG

Die Vogelpandemie verstehen: Umfang und Bedeutung

In dem komplexen Netz von Ökosystemen, das die vielfältige Geografie Kanadas umspannt, spielen Vögel eine entscheidende Rolle als Samenträger, Schädlingsbekämpfer und Symbole der Widerstandsfähigkeit. Ihre Wanderungen signalisieren den Wechsel der Jahreszeiten und ihre Anwesenheit bereichert sowohl die Kultur als auch die Naturlandschaften. Aber während Vogelarten über Jahrtausende hinweg den Himmel durchqueren, sind sie auch auf Viren gestoßen, die ihre Reise verändern können, manchmal mit verheerenden Auswirkungen.

Pandemie im Flug

Das Auftreten von Vogelpandemien – ansteckende Ausbrüche, die sich auf Vogelpopulationen ausbreiten und mitunter Artengrenzen überschreiten – ist zu einer dringenden Herausforderung für die moderne Welt geworden. Diese Pandemien sind keine Einzelereignisse; Sie werden durch so unterschiedliche Faktoren wie Klimawandel, internationalen Handel, landwirtschaftliche Praktiken und öffentliche Gesundheitspolitik geprägt. Das Verständnis dieser komplexen Dynamik ist für Kanada und andere Nationen, die sowohl unmittelbaren Bedrohungen als auch langfristigen Risiken ausgesetzt sind, von entscheidender Bedeutung.

Die Realität einer Vogelkrise beschränkt sich nicht auf ferne Küsten oder wissenschaftliche Fachzeitschriften. Es wirkt sich direkt auf die Ernährungssicherheit, die öffentliche Gesundheit, die Volkswirtschaften und sogar auf kulturelle Identitäten aus, die in der natürlichen Umwelt verwurzelt sind. Bedenken Sie die Auswirkungen für Geflügelzüchter, deren Lebensunterhalt auf dem Spiel steht, für Wildbiologen, die sich für den Schutz gefährdeter Vogelarten einsetzen, und für Beamte des öffentlichen Gesundheitswesens, die sich auf eine mögliche Übertragung durch den Menschen vorbereiten. Die Schnittstelle zwischen menschlicher Aktivität und Wildtierbiologie schafft einen fruchtbaren Boden für die Entwicklung und Ausbreitung von Krankheitserregern – ein Kreislauf mit Folgen, die über Generationen hinweg nachwirken können.

Dieses Buch untersucht die Faktoren, die Vogelpandemien auslösen, ihre Auswirkungen auf Kanada und die miteinander verbundenen Reaktionen, die sie erfordern. Bei der Untersuchung dieser Krisen befassen wir uns mit der

Pandemie im Flug

Wissenschaft, wie Viren mutieren, sich verbreiten und anpassen. Wir analysieren Regierungspolitik, landwirtschaftliche Praktiken und die wirtschaftlichen Auswirkungen von Ausbrüchen, die über Nacht ganze Industriezweige dezimieren können. Jedes Kapitel beleuchtet einen Teil des Puzzles – von den Herausforderungen, denen sich indigene Gemeinschaften gegenübersehen, die traditionelles Wissen in moderne Reaktionsstrategien einbringen, bis hin zu internationalen Bemühungen, die Kanadas Position auf der globalen Bühne prägen.

Im Kern ist „Pandemic in Flight: The Avian Crisis Shaping Canada's Future" ein Aufruf zum Handeln und Nachdenken. Es fordert uns heraus, kritisch darüber nachzudenken, wie wir mit ökologischen Störungen umgehen und uns auf grenzüberschreitende Pandemien vorbereiten. Ziel ist es nicht nur, das Geschehene zu erzählen, sondern auch

Pandemie im Flug

herauszufinden, wie wir in Zukunft effektiver reagieren können.

Es steht viel auf dem Spiel. Viren respektieren weder politische Grenzen noch wirtschaftliche Prioritäten und ihre Verbreitung geht oft schneller voran als politische Änderungen und technologische Fortschritte. Während die Welt weiterhin mit Pandemien zu kämpfen hat, liefern Vogelkrisen wertvolle Lehren in Bezug auf Widerstandsfähigkeit, Vorsorge und die Bedeutung integrierter Ansätze, die das empfindliche Gleichgewicht von Ökosystemen und der menschlichen Gesundheit berücksichtigen.

Auf diesen Seiten stützen wir uns auf Experteninterviews, historischen Kontext und Berichte aus erster Hand, um ein umfassendes Bild von Kanadas anhaltender Reise durch Vogelpandemien zu erstellen. Indem wir die Bedrohungen, Reaktionen und

Pandemie im Flug

dauerhaften Auswirkungen verstehen, können wir einen Weg ebnen, der sowohl unsere nationale Sicherheit als auch das Wohlergehen unseres vernetzten Planeten stärkt. Die Hoffnung besteht darin, dass Kanada – und die Welt – durch größeres Bewusstsein, informiertes Handeln und kooperative Innovation die nächste Vogelkrise, die sich ausbreitet, besser überstehen können.

KAPITEL 1

HISTORISCHER KONTEXT VON VOGELKRANKHEITEN IN KANADA

Frühe Ereignisse und Muster

Zu Beginn des 20. Jahrhunderts war das Verständnis Kanadas über Vogelkrankheiten bestenfalls rudimentär. Als Vögel durch die weite kanadische Landschaft zogen, trugen sie oft Krankheitserreger mit sich, die sich unsichtbar, aber effizient zwischen den Populationen bewegten. Der erste nennenswerte Ausbruch, der 1918 in der Nähe der Ufer des Ontariosees registriert wurde, führte zu einem Massensterben von Wasservögeln. Die örtlichen Gemeinden, von

Pandemie im Flug

denen viele für ihren Lebensunterhalt auf die Jagd und die Geflügelzucht angewiesen waren, waren alarmiert, aber schlecht auf die Ereignisse vorbereitet. Mangels fortschrittlicher Diagnosetools waren die ersten Reaktionen größtenteils reaktiv und konzentrierten sich auf die Tötung infizierter Vögel und die Isolierung betroffener Herden in der Hoffnung, eine weitere Ausbreitung zu stoppen.

Diese frühen Episoden der Vogelkrankheit brachten mehrere wiederkehrende Muster ans Licht. Zugvögel, die bei jeder Jahreszeitenverschiebung internationale Grenzen überschreiten, fungierten häufig als Überträger für die Virusausbreitung. Gebiete mit einer hohen Konzentration an Geflügelfarmen, insbesondere in British Columbia und Ontario, erwiesen sich als besonders gefährdet. Diese Erkenntnis beeinflusste später die nationalen Strategien zur Seuchenbekämpfung, da die

Pandemie im Flug

Behörden mit der Bewirtschaftung der Wild- und Hausvogelpopulationen in einer zunehmend vernetzten Welt zu kämpfen hatten.

Wichtige Lehren aus vergangenen Ausbrüchen

Im Laufe der Jahrzehnte kam es in Kanada immer wieder zu Ausbrüchen von Vogelkrankheiten, die die sich entwickelnden Rahmenbedingungen für öffentliche Gesundheit und Landwirtschaft auf die Probe stellten. In den 1950er Jahren kam es zu einer Reihe von Ausbrüchen der Newcastle-Krankheit, die den Geflügelbestand in mehreren Provinzen vernichteten. Dieses hoch ansteckende Virus, das sowohl Haus- als auch Wildvögel befällt, hat kritische Schwachstellen in den Eindämmungsprotokollen aufgezeigt und die Notwendigkeit besser koordinierter

Pandemie im Flug

nationaler Reaktionen unterstrichen. Das Fehlen eines zentralisierten Krankheitsmeldesystems machte es schwierig, Ausbrüche in Echtzeit zu verfolgen, während inkonsistente Biosicherheitspraktiken in der Geflügelindustrie zu einer schnellen Ausbreitung von Krankheiten führten.

Als Reaktion darauf begann die Bundesregierung mit der Entwicklung robusterer Überwachungs- und Reaktionsmaßnahmen. In den 1970er Jahren hatte Kanada verbesserte Labortesteinrichtungen eingerichtet, die eine genauere Identifizierung und Bekämpfung von Vogelkrankheitserregern ermöglichten. Quarantäneprotokolle wurden verfeinert und Regierungspartnerschaften mit der Privatwirtschaft und internationalen Organisationen führten zur Entwicklung von Impfstoffen, die die schwerwiegendsten

Pandemie im Flug

Auswirkungen von Vogelkrankheiten abmildern sollen.

Der Ausbruch der Vogelgrippe H5N1 in British Columbia im Jahr 2004 war ein Wendepunkt. Angesichts eines sich schnell ausbreitenden Virus, das sowohl die Gesundheit von Vögeln als auch von Menschen bedrohte, veranlassten die kanadischen Behörden eine Massentötung von Millionen von Geflügel – eine umstrittene, aber damals als notwendig erachtete Maßnahme. Die wirtschaftlichen Verluste waren erschütternd und führten zu erneuten Forderungen nach umfassenden Biosicherheitsreformen. Noch wichtiger ist, dass dieser Ausbruch die Notwendigkeit einer internationalen Zusammenarbeit unterstrich, da Vogelgrippestämme keine Grenzen respektieren. Die Lehren aus dieser Krise prägten künftige Reaktionen und positionierten Kanada als wichtigen

Pandemie im Flug

Teilnehmer an den weltweiten Bemühungen zur Bekämpfung von Vogelkrankheiten.

Die Rolle von Wissenschaft und Innovation

Die historische Reaktion auf Vogelkrankheiten in Kanada ist durch bedeutende wissenschaftliche Fortschritte gekennzeichnet, die sowohl das Verständnis als auch die Intervention geprägt haben. Bahnbrechende Forschungen zur Struktur und zum Verhalten von Vogelviren, durchgeführt von kanadischen Wissenschaftlern und Institutionen, legten den Grundstein für verbesserte Diagnostik und gezielte Behandlungen. Fortschritte in der Virologie, der genetischen Sequenzierung und der epidemiologischen Modellierung haben die Art und Weise verändert, wie Behörden Ausbrüche vorhersagen und eindämmen.

Pandemie im Flug

Beispielsweise ermöglichen Echtzeit-Überwachungssysteme jetzt die frühzeitige Erkennung von Krankheitsherden und ermöglichen so gezieltere Eindämmungsmaßnahmen. Die Genomsequenzierung von Virusstämmen liefert wichtige Informationen über Mutationsmuster und bietet Einblicke in potenzielle zoonotische Risiken. Kanadische Forscher waren auch maßgeblich an der Entwicklung und Verbesserung von Impfstoffen beteiligt, die eine entscheidende Rolle beim Schutz sowohl von Geflügel als auch der menschlichen Bevölkerung vor bestimmten Stämmen der Vogelgrippe spielen.

Obwohl der wissenschaftliche Fortschritt von entscheidender Bedeutung ist, hat er auch die Komplexität des Krankheitsmanagements deutlich gemacht. Virusmutationen, die oft durch Veränderungen im Vogelzugverhalten oder

Pandemie im Flug

menschliche Eingriffe in natürliche Lebensräume verursacht werden, können dazu führen, dass bestehende Impfstoffe weniger wirksam sind. Das unerbittliche Tempo der viralen Evolution stellt sicher, dass die Wissenschaft weiterhin einen ständigen Wettlauf darum führt, neuen Bedrohungen einen Schritt voraus zu sein. Kanadas Engagement für Forschung und Innovation bleibt von zentraler Bedeutung für seine Fähigkeit, auf neue Herausforderungen zu reagieren und die Auswirkungen von Vogelpandemien zu minimieren.

Politik und Governance

Die öffentliche Ordnung hat bei der Bekämpfung von Vogelkrankheiten in Kanada eine entscheidende Rolle gespielt. Im Laufe der Jahre haben Regierungen Gesetze erlassen, die darauf abzielen, die Bedürfnisse der Geflügelindustrie mit

Pandemie im Flug

umfassenderen Belangen der öffentlichen Gesundheit in Einklang zu bringen. Biosicherheitsvorschriften, Handelsabkommen und Meldepflichten für Krankheiten bilden das Rückgrat des kanadischen Rahmenwerks zur Bekämpfung von Vogelseuchen. Provinz- und Bundesbehörden arbeiten mit Industriegruppen zusammen, um Best Practices für die Betriebsführung, den Transport lebender Tiere und die Wildtierüberwachung zu etablieren.

Die politische Landschaft war jedoch nicht ohne Herausforderungen. Regionale Unterschiede in der landwirtschaftlichen Praxis, ein unterschiedliches Maß an Einhaltung von Biosicherheitsstandards und wirtschaftlicher Druck haben manchmal die konsequente Anwendung von Maßnahmen zur Seuchenbekämpfung behindert. Größere Ausbrüche führen oft zu politischen Änderungen, aber die Umsetzung

Pandemie im Flug

dauerhafter Veränderungen erfordert die Zusammenarbeit auf allen Regierungsebenen und den Dialog mit Landwirten, Tierärzten und Gemeindevorstehern.

Kanadas Erfahrungen mit Vogelpandemien haben auch die Notwendigkeit einer internationalen Zusammenarbeit deutlich gemacht. Der grenzüberschreitende Vogelzug, der weltweite Geflügelhandel und gemeinsame Umweltfaktoren erfordern ein koordiniertes Vorgehen der Länder. Kanadas Rolle in internationalen Organisationen wie der Weltorganisation für Tiergesundheit (OIE) spiegelt sein Engagement wider, Vogelkrankheiten auf globaler Ebene zu bekämpfen und gleichzeitig sicherzustellen, dass die nationale Politik mit internationalen Best Practices in Einklang steht.

KAPITEL 2

ANATOMIE EINER VOGELPANDEMIE

Pandemien beginnen nicht isoliert; Sie sind der Höhepunkt unzähliger Interaktionen zwischen Tieren, Menschen und ihrer Umwelt. Bei Vogelpandemien ist das nicht anders. Die Entstehung und Verbreitung von Vogelviren wird durch komplexe biologische Mechanismen, menschliche Aktivitäten und Umweltfaktoren beeinflusst, die sich im Laufe der Zeit entwickeln. Von den Migrationsmustern wilder Vögel über intensive Geflügelhaltung bis hin zum Klimawandel bestimmen die komplexen Dynamiken, die im Spiel sind, das Verhalten und die Auswirkungen dieser Viren. Um die

Pandemie im Flug

Anatomie einer Vogelpandemie zu verstehen, muss man sich mit der Wissenschaft der Virusmutationen, den Bedingungen, die Ausbrüche begünstigen, und den menschlichen Verhaltensweisen, die die Übertragung erleichtern oder behindern, befassen.

Beispielsweise sind Vogelgrippeviren für ihre Fähigkeit berüchtigt, zu mutieren und sich neu zu assoziieren, wodurch neue Stämme mit unvorhersehbaren Eigenschaften entstehen. Während einige Stämme weiterhin auf Vogelpopulationen beschränkt bleiben, können andere möglicherweise Säugetiere, einschließlich Menschen, infizieren, was ein erhebliches Risiko für die öffentliche Gesundheit darstellt. Die schnelle Mutations- und Übertragungsdynamik dieser Viren macht ihre Vorhersage und Kontrolle besonders schwierig. Darüber hinaus spielen menschliche Handlungen – von

Pandemie im Flug

landwirtschaftlichen Praktiken bis hin zum globalen Handel – eine entscheidende Rolle bei der Ausbreitung und Eindämmung von Vogelkrankheiten.

In diesem Kapitel werden die biologischen und sozioökologischen Faktoren beleuchtet, die Vogelpandemien auslösen. Durch die Erforschung der Mechanismen, durch die Viren mutieren und übertragen, gewinnen wir Erkenntnisse darüber, warum bestimmte Ausbrüche zu Krisen eskalieren, während andere eingedämmt werden. Die wissenschaftlichen Fortschritte, die unser Verständnis dieser Prozesse vertieft haben, sind ebenfalls von entscheidender Bedeutung und bieten sowohl Chancen als auch Herausforderungen für Präventions- und Reaktionsbemühungen. Durch diese Untersuchung wird deutlich, dass die Bewältigung von Vogelpandemien nicht nur wissenschaftliche Genauigkeit erfordert, sondern auch einen integrierten, kollaborativen Ansatz, der Disziplinen, Grenzen und Gemeinschaften umfasst.

Wie Vogelviren entstehen und sich verbreiten

Viren gehören zu den einfachsten und zugleich anpassungsfähigsten Lebensformen auf der Erde. Die Fähigkeit der Vogelgrippeviren, sich zu entwickeln und zu verbreiten, wird durch komplexe Interaktionen innerhalb der Vogelpopulationen beeinflusst, die vor allem durch ihr Migrationsverhalten bestimmt werden. Wasservögel wie Enten und Gänse dienen als natürliche Reservoire für diese Viren und tragen sie oft asymptomatisch über weite Entfernungen. Auf ihrer Wanderung kommen diese Vögel mit anderen Arten in Kontakt und scheiden Viruspartikel durch Sekrete und Exkrete aus. Dies schafft einen fruchtbaren Boden für neue Infektionen und die Neuordnung viraler Gene, was zur Entstehung neuer Stämme führt.

Menschliche Praktiken beschleunigen häufig die Ausbreitung dieser Krankheitserreger. Die Umgebungen mit hoher Dichte in der industriellen Geflügelhaltung ermöglichen eine schnelle Virusreplikation und -mutation und machen Betriebe zu potenziellen Brutstätten für gefährliche Stämme. Lebendtiermärkte, auf denen Vögel verschiedener Herkunft zusammenkommen, erhöhen das Risiko einer artübergreifenden Übertragung zusätzlich. Der globale Charakter des Lebensmittelhandels und des menschlichen Reisens kann dann lokale Ausbrüche schnell in internationale Krisen verwandeln.

Umweltveränderungen beeinflussen auch die Dynamik von Vogelkrankheiten. Der Klimawandel und der Verlust von

Pandemie im Flug

Lebensräumen stören die traditionellen Zugrouten von Vögeln und erzwingen eine stärkere Interaktion zwischen den Arten. Durch die Verschlechterung von Feuchtgebieten konzentrieren sich beispielsweise Vögel auf kleinere Gebiete, was das Übertragungsrisiko erhöht. Diese miteinander verbundenen Faktoren zeigen, dass Vogelpandemien aus mehreren Gründen entstehen

als die Virusbiologie allein – sie spiegeln umfassendere ökologische, landwirtschaftliche und menschliche Verhaltensweisen wider.

Die Wissenschaft der Mutation und Übertragung

Aviäre Influenzaviren besitzen wie alle Influenzaviren ein segmentiertes Genom. Diese Struktur ermöglicht ein als Reassortment bekanntes Phänomen, bei

Pandemie im Flug

dem sich genetisches Material verschiedener Stämme vermischen kann, wenn sie denselben Wirt infizieren. Solche Veränderungen können tiefgreifende Auswirkungen auf die Übertragbarkeit, Virulenz und das Wirtsspektrum eines Virus haben. Beispielsweise entstehen Stämme der Vogelgrippe mit hoher Pathogenität (HPAI) häufig durch genetische Neuordnung oder Mutationen, die neue Eigenschaften verleihen, wie z. B. einen erhöhten Schweregrad oder erweiterte Wirtsinfektionsfähigkeiten.

Das Risiko einer zoonotischen Übertragung – wenn ein Virus von Vögeln auf den Menschen überspringt – ist ein zentrales Anliegen. Während direkte Infektionen beim Menschen selten sind, kommt es häufig zu engem Kontakt mit infiziertem Geflügel oder kontaminierten Umgebungen. Wenn ein Stamm jedoch Mutationen erwirbt, die ihm eine effiziente Ausbreitung unter Menschen

Pandemie im Flug

ermöglichen, droht die Gefahr einer Pandemie. Dieses Potenzial unterstreicht die Notwendigkeit einer aufmerksamen Überwachung und schneller Reaktionsstrategien, um Risiken zu mindern, bevor sie eskalieren.

Die Übertragungsdynamik hängt nicht nur von den viralen Eigenschaften ab, sondern auch von den Umweltbedingungen und dem menschlichen Verhalten. Direkter Kontakt mit infizierten Vögeln, kontaminierten Oberflächen und sogar luftgetragenen Partikeln in geschlossenen Räumen kann die Ausbreitung des Virus begünstigen. Vom Menschen verursachte Faktoren wie der Transport von lebendem Geflügel, der internationale Handel und inkonsistente Biosicherheitspraktiken erschweren die Bemühungen zur Kontrolle von Ausbrüchen zusätzlich.

Pandemie im Flug

Wissenschaftliche Fortschritte, einschließlich der Echtzeit-Gensequenzierung, haben entscheidende Werkzeuge zum Verständnis und zur Vorhersage der Virusentwicklung bereitgestellt. Überwachungsnetzwerke verfolgen neu auftretende Stämme, während genetische Analysen Veränderungen aufdecken, die auf erhöhte Risiken hinweisen können. Obwohl diese Innovationen von entscheidender Bedeutung sind, verdeutlichen sie die sich ständig weiterentwickelnde Natur von Vogelpandemien und den kontinuierlichen Bedarf an Anpassungsstrategien.

KAPITEL 3

MENSCHLICHE UND WIRTSCHAFTLICHE AUSWIRKUNGEN VON VOGELPANDEMIEN

Der Ausbruch eines hochpathogenen Vogelgrippestamms beginnt oft mit Berichten über ungewöhnliches Vogelsterben. Auf den ersten Blick scheint es sich um ein lokales Problem zu handeln, das nur Geflügelfarmen oder Wildvogelpopulationen betrifft. Die Auswirkungen einer Vogelpandemie breiten sich jedoch schnell aus und wirken sich auf die öffentliche Gesundheit, den Lebensunterhalt, die Wirtschaft und die

Pandemie im Flug

globalen Handelsnetzwerke aus. In diesem Kapitel wird untersucht, wie sich diese Krisen über die Grenzen von Geflügelställen und Sumpfgebieten hinaus auf jeden Aspekt des menschlichen Lebens und der wirtschaftlichen Stabilität auswirken.

Wenn sich ein Ausbruch auf Geflügelfarmen ausbreitet, können die wirtschaftlichen Folgen katastrophal sein. Die Geflügelproduktion ist in vielen Ländern, einschließlich Kanada, ein wichtiger Wirtschaftszweig, wo sie Tausende von Landwirten unterstützt und erheblich zur lokalen Wirtschaft beiträgt. Die Keulung infizierter und gefährdeter Herden ist zwar notwendig, um Ausbrüche einzudämmen, führt jedoch zu unmittelbaren finanziellen Verlusten für die Landwirte. Es kommt zu Störungen in den Lieferketten, die zu Preisschwankungen für Verbraucher und Handelsbeschränkungen führen, die weltweit Auswirkungen haben. Darüber

Pandemie im Flug

hinaus ist die Belastung nicht nur wirtschaftlicher Natur – Ausbrüche können eine ernsthafte Bedrohung für die öffentliche Gesundheit darstellen. Während menschliche Infektionen mit der Vogelgrippe nach wie vor selten sind, lässt die Möglichkeit, dass sich ein Virus anpasst und sich unter Menschen ausbreitet, das Gespenst einer Pandemie entstehen, die die Gesundheitssysteme überfordern und Gesellschaften weltweit stören könnte.

In diesem Kapitel werden die vielfältigen menschlichen und wirtschaftlichen Kosten von Vogelpandemien untersucht und veranschaulicht, wie miteinander verbundene Systeme – Landwirtschaft, Handel, öffentliche Gesundheit und Regierungspolitik – zusammenarbeiten müssen, um ihre Auswirkungen abzumildern. Durch Fallstudien und datengestützte Erkenntnisse wird deutlich, dass die Gefahr von Vogelpandemien weit

Pandemie im Flug

über die Vogelpopulationen hinausgeht. Koordinierte, strategische Reaktionen sind unerlässlich, um ihre Folgen zu minimieren und die Gesundheit und Stabilität der Gemeinschaften zu schützen.

Wirtschaftliche Folgen für die Geflügelindustrie

Die Geflügelindustrie ist einer der am stärksten gefährdeten Sektoren während einer Vogelpandemie. Kanadas Geflügelfarmen produzieren zusammen jedes Jahr Milliarden Eier und Millionen Kilogramm Geflügelfleisch und leisten damit einen erheblichen Beitrag sowohl zum Inlands- als auch zum Exportmarkt. Die Entdeckung eines pathogenen Stammes wie H5N1 oder H5N8 löst jedoch eine Kaskade von Schutzmaßnahmen aus, die für die Branche oft verheerende Folgen haben.

Pandemie im Flug

Die Keulung infizierter Herden ist eine gängige Eindämmungsstrategie, die jedoch mit hohen wirtschaftlichen Kosten verbunden ist. Für einzelne Landwirte bedeutet dies den Verlust ganzer Herden, was nicht nur Einkommensverluste, sondern auch verschwendete Investitionen in Futter, tierärztliche Versorgung und Arbeitskräfte bedeutet. Für Großproduzenten vervielfachen sich die Kosten rasant. Entschädigungssysteme können eine gewisse finanzielle Entlastung bieten, sie decken jedoch selten das gesamte Ausmaß der Verluste ab, insbesondere wenn man die Auswirkungen von Handelsbeschränkungen und Verbrauchervertrauensverlusten berücksichtigt.

Vogelpandemien haben auch Auswirkungen auf verwandte Branchen. Futtermittellieferanten, Transportunternehmen, Verarbeiter und Einzelhändler spüren alle die Auswirkungen.

Pandemie im Flug

Exportverbote von Handelspartnern verschlimmern die wirtschaftlichen Verluste zusätzlich, da die Länder ihre eigene Geflügelindustrie schützen wollen, indem sie Importe aus Regionen mit aktiven Ausbrüchen blockieren. Diese Verbote können zu Überproduktion, Marktüberschwemmungen und Preisrückgängen führen, die den Produzenten zusätzlich schaden. Die Bemühungen, das Verbrauchervertrauen wiederherzustellen und die internationalen Märkte wieder zu erschließen, können Jahre dauern, selbst nachdem die Ausbrüche ausgerottet sind.

Auswirkungen auf die öffentliche Gesundheit

Während die Vogelgrippe hauptsächlich Vögel befällt, infiziert sie gelegentlich auch Menschen, meist durch engen Kontakt mit infiziertem Geflügel oder kontaminierter

Pandemie im Flug

Umgebung. Diese zoonotischen Übertragungen sind selten, aber besorgniserregend, da sie sich möglicherweise zu übertragbaren Formen unter Menschen entwickeln können. Fälle beim Menschen gehen häufig mit schweren Atemwegsbeschwerden einher und können zu Lungenentzündung, Multiorganversagen oder zum Tod führen. Die bei einigen Vogelgrippestämmen beobachtete hohe Sterblichkeitsrate unterstreicht deren potenzielle Gefahr für die öffentliche Gesundheit.

Gesundheitssysteme stehen bei Ausbrüchen vor großen Herausforderungen. Überwachungs- und Überwachungsprogramme müssen intensiviert werden, um Infektionen beim Menschen frühzeitig zu erkennen und eine weitere Ausbreitung zu verhindern. Persönliche Schutzausrüstung (PSA), Impfkampagnen für gefährdete

Pandemie im Flug

Bevölkerungsgruppen und die Bevorratung antiviraler Medikamente sind Schlüsselkomponenten der Reaktionsbemühungen. Darüber hinaus spielen öffentliche Gesundheitsnachrichten eine entscheidende Rolle bei der Eindämmung von Panik und Fehlinformationen. Angstgetriebene Verhaltensweisen wie der Verzicht auf den Verzehr von Geflügel können langfristige Folgen sowohl für die öffentliche Gesundheit als auch für die wirtschaftliche Stabilität haben.

Die psychologischen Auswirkungen von Vogelpandemien können nicht ignoriert werden. Gemeinschaften, die auf die Geflügelhaltung angewiesen sind, können aufgrund finanzieller Unsicherheit und der Gefahr von Krankheiten Stress, Ängsten und Traumata ausgesetzt sein. Beamte des öffentlichen Gesundheitswesens müssen diese komplexen Herausforderungen

Pandemie im Flug

bewältigen, um sowohl die körperliche als auch die geistige Gesundheit zu schützen, und sich gleichzeitig mit anderen Sektoren abstimmen, um eine wirksame Reaktion sicherzustellen.

Auswirkungen auf Handel und Weltwirtschaft

Die Vernetzung des Welthandels sorgt dafür, dass Vogelpandemien weitreichende wirtschaftliche Folgen haben. Exportnationen drohen bei Ausbrüchen sofortige Handelsverbote, wodurch etablierte Lieferketten unterbrochen und die internationalen Beziehungen belastet werden. Für Kanada, einen großen Geflügelexporteur, kann die Einführung von Handelsbeschränkungen durch wichtige Partner zu erheblichen Verlusten führen, die Auswirkungen auf den gesamten Agrarsektor haben.

Pandemie im Flug

Internationale Handelsabkommen enthalten häufig Bestimmungen zur Seuchenbekämpfung und Eindämmung. Die Durchsetzung dieser Maßnahmen und die Aufhebung von Handelsbeschränkungen erfordern jedoch umfangreiche Verhandlungen und Zusicherungen hinsichtlich Verbesserungen der Biosicherheit. In Ländern mit begrenzten Ressourcen zur Eindämmung von Ausbrüchen kann es zu längeren Beschränkungen kommen, die ihre wirtschaftlichen Herausforderungen verschärfen.

Zusätzlich zu den Auswirkungen auf den Handel beeinflussen Vogelpandemien die globalen Märkte für Geflügelprodukte. Da das Angebot schwankt, können die Preise in einigen Regionen steigen, während sie in anderen stark fallen. Das von Angst vor Infektionen oder Misstrauen gegenüber der Lebensmittelsicherheit getriebene

Pandemie im Flug

Verbraucherverhalten verschärft die Marktinstabilität. Um das Vertrauen wiederherzustellen, sind transparente Kommunikation, strenge Sicherheitsprotokolle und die Zusammenarbeit zwischen Branchenakteuren, Regierungen und internationalen Gremien erforderlich.

Auswirkungen auf Gesellschafts- und Gemeinschaftsebene

Über die wirtschaftlichen und gesundheitlichen Auswirkungen hinaus stören Vogelpandemien die Gemeinschaften auf grundlegender Ebene. Ländliche Gebiete, in denen die Geflügelzucht oft die Haupterwerbsgrundlage darstellt, sind überproportional betroffen. Die wirtschaftlichen Verluste durch Keulung, Handelsbeschränkungen und Marktstörungen führen zu erhöhter Arbeitslosigkeit, Armut und sozialer

Pandemie im Flug

Instabilität. Gemeinden können auch unter einem eingeschränkten Zugang zu erschwinglichen Proteinquellen leiden, was die Ernährungsprobleme verschärft.

Die Bemühungen zur Bekämpfung und Prävention von Vogelpandemien hängen stark vom Engagement der Gemeinschaft und der Einhaltung von Biosicherheitsmaßnahmen ab. Das Vertrauen der Öffentlichkeit ist für die Umsetzung wirksamer Strategien zur Krankheitsbekämpfung von entscheidender Bedeutung. Um dieses Vertrauen zu erreichen, sind jedoch transparente Kommunikation, kulturell sensible Interventionen und eine gleichberechtigte Unterstützung der betroffenen Bevölkerungsgruppen erforderlich. Gemeinden müssen in die Lage versetzt werden, sich aktiv an Präventions- und Reaktionsbemühungen zu beteiligen und so sicherzustellen, dass sie sowohl Nutznießer

Pandemie im Flug

als auch Hauptakteure der Biosicherheit und der öffentlichen Gesundheitssysteme sind.

Wir haben das komplexe Geflecht menschlicher, wirtschaftlicher und gesellschaftlicher Auswirkungen gesehen, die durch Vogelpandemien ausgelöst werden. Wir müssen wissen, dass die Vielschichtigkeit dieser Krisen die Notwendigkeit eines koordinierten, kollaborativen Ansatzes unterstreicht, der öffentliche Gesundheit, Industrie, Regierung und Gemeinden miteinander verbindet. Nur durch die Bewältigung dieser miteinander verbundenen Herausforderungen können wir hoffen, die tiefgreifenden und dauerhaften Folgen von Vogelpandemien abzumildern.

KAPITEL 4

KANADAS ANTWORT AUF DIE VOGELKRISE

Kanada war im Laufe seiner Geschichte mit zahlreichen Gesundheitskrisen konfrontiert, doch die Herausforderungen durch Vogelpandemien gehören zu den komplexesten und weitreichendsten. Von der potenziellen Dezimierung der Geflügelindustrie bis hin zur drohenden Gefahr der Übertragung von Zoonose muss Kanadas Reaktionsrahmen wissenschaftliche, wirtschaftliche und soziale Faktoren berücksichtigen. Dieses Kapitel befasst sich mit den Strategien, Richtlinien und Kooperationsbemühungen, die Kanadas Ansatz zur Bekämpfung von Vogelpandemien definiert haben. Darüber hinaus werden Lehren aus früheren

Pandemie im Flug

Ausbrüchen und laufenden Bemühungen zur Stärkung der Reaktionsfähigkeiten untersucht, wobei die Rolle der Wissenschaft, des Engagements der Gemeinschaft und der internationalen Zusammenarbeit hervorgehoben wird.

Regierungspolitik und Notfallvorsorge

Kanadas Ansatz zur Bekämpfung von Vogelpandemien beginnt mit robusten politischen Rahmenbedingungen und Notfallplänen. Die Canadian Food Inspection Agency (CFIA) fungiert als federführende Behörde für die Kontrolle von Ausbrüchen der Vogelgrippe und koordiniert die Zusammenarbeit mit Provinzregierungen, Branchenvertretern und internationalen Partnern. Wenn ein Ausbruch festgestellt wird, werden rasch Maßnahmen ergriffen, um das Virus einzudämmen, die öffentliche Gesundheit zu

Pandemie im Flug

schützen und die wirtschaftlichen Auswirkungen zu minimieren. Dies beinhaltet häufig die Einrichtung von Quarantänezonen, die Einschränkung der Geflügelbewegung und die Keulung infizierter Herden – eine schwierige, aber notwendige Maßnahme, um eine weitere Ausbreitung zu verhindern.

Die Bereitschaftspläne der Regierung legen Wert auf eine schnelle Erkennung, Reaktion und Eindämmung. Überwachungsprogramme überwachen Wildvogelpopulationen, die als Reservoir für die Vogelgrippe dienen, sowie heimische Geflügelfarmen. Das National Avian Influenza Surveillance Program sammelt Daten, um Frühwarnzeichen potenzieller Ausbrüche zu erkennen und so rechtzeitige Interventionen zu ermöglichen. Testlabore im ganzen Land sorgen dafür, dass Verdachtsfälle schnell bestätigt und auf genetische Veränderungen analysiert

Pandemie im Flug

werden, beispielsweise Mutationen, die die Übertragbarkeit oder den Schweregrad erhöhen können.

Kanadas Reaktionsstrategien orientieren sich an internationalen Standards, die von Organisationen wie der Weltorganisation für Tiergesundheit (WOAH) und der Weltgesundheitsorganisation (WHO) festgelegt wurden. Die Einhaltung dieser Standards trägt dazu bei, Vertrauen bei Handelspartnern aufzubauen, unterstützt globale Bemühungen zur Seuchenbekämpfung und erleichtert den Informationsaustausch und die Forschungszusammenarbeit. Die Umsetzung dieser Maßnahmen ist jedoch komplex und ressourcenintensiv und erfordert häufig eine sorgfältige Koordinierung über mehrere Gerichtsbarkeiten und Sektoren hinweg.

Pandemie im Flug

Die Rolle der Biosicherheit bei der Krankheitsprävention

Biosicherheitsmaßnahmen sind ein Eckpfeiler der kanadischen Bemühungen zur Prävention und Bekämpfung von Vogelpandemien. Diese Praktiken zielen darauf ab, die Einschleppung und Ausbreitung krankheitserregender Krankheitserreger in Geflügelbetrieben zu begrenzen. Landwirte stehen an vorderster Front der Biosicherheit, indem sie Protokolle umsetzen, die die Kontrolle des Zugangs zu Farmen, die Gewährleistung ordnungsgemäßer Hygiene und die Überwachung der Gesundheit ihrer Herden umfassen. Bildungs- und Schulungsprogramme helfen Geflügelproduzenten, über bewährte Praktiken und neu auftretende Risiken informiert zu bleiben.

Pandemie im Flug

Der Erfolg von Biosicherheitsmaßnahmen hängt von der Einhaltung und Wachsamkeit auf allen Ebenen der Geflügelindustrie ab. Verstöße können schwerwiegende Folgen haben, da bereits ein einzelner infizierter Vogel einen Virus einschleppen kann, der sich schnell in einem Schwarm ausbreitet. Kanada hat in die Biosicherheitsinfrastruktur investiert, wie z. B. Desinfektionsstationen, sichere Transportprotokolle,

und regelmäßige Audits zur Beurteilung der Einhaltung. Die Bemühungen erstrecken sich auch auf Hinterhofherden und Kleinbetriebe, deren Regulierung schwierig sein kann, für die allgemeinen Bemühungen zur Krankheitsprävention jedoch von entscheidender Bedeutung ist.

Trotz dieser Maßnahmen ist die Biosicherheit nicht unfehlbar. Die Vernetzung von Landwirtschaft, Wildtieren und menschlichen Aktivitäten birgt anhaltende Risiken. Wildvögel können trotz strenger Kontrollen die Vogelgrippe in Geflügelbestände einschleppen, und menschliches Versagen bleibt ein Faktor. Um diesen Herausforderungen zu begegnen, aktualisiert Kanada kontinuierlich seine Biosicherheitsstandards und integriert neue wissenschaftliche Erkenntnisse und Technologien zur Verbesserung der Prävention.

Wissenschaftliche Forschung und Innovation

Forschung und Innovation spielen eine entscheidende Rolle bei der Reaktion Kanadas auf Vogelpandemien. Wissenschaftler und Forscher in Regierungsbehörden, akademischen Einrichtungen und der Privatwirtschaft arbeiten daran, die Biologie der Vogelgrippeviren besser zu verstehen, neue Mutationen zu identifizieren und wirksame

Pandemie im Flug

Impfstoffe und Behandlungen zu entwickeln. Die genetische Sequenzierungstechnologie ermöglicht eine schnelle Charakterisierung zirkulierender Stämme und liefert Einblicke in deren Herkunft, Übertragungsmuster und potenzielle Risiken für die menschliche Gesundheit.

Impfstrategien für Geflügel sind ein Bereich aktiver Forschung. Während Impfstoffe die Schwere und Ausbreitung von Krankheiten verringern können, stellen sie auch Herausforderungen dar, einschließlich der möglichen Verschleierung von Infektionen und Auswirkungen auf den Handel. Kanadas wissenschaftliche Gemeinschaft arbeitet mit internationalen Partnern zusammen, um die Wirksamkeit von Impfstoffen zu bewerten und Protokolle für deren Einsatz bei Ausbrüchen zu entwickeln. In einigen Fällen werden gezielte Impfkampagnen durchgeführt, um gefährdete Herden zu

Pandemie im Flug

schützen und gleichzeitig Handelsstörungen zu minimieren.

Die öffentliche Gesundheitsforschung ist ein weiterer wichtiger Bestandteil der kanadischen Reaktion auf die Vogelpandemie. Das Verständnis der Übertragungsrisiken zoonotischer Krankheiten, die Identifizierung von Hochrisikopopulationen und die Entwicklung öffentlicher Sensibilisierungskampagnen sind für die Prävention menschlicher Infektionen von entscheidender Bedeutung. Partnerschaften zwischen Veterinär- und Gesundheitsbehörden, die oft als „One Health"-Ansatz bezeichnet werden, erkennen die Wechselwirkungen zwischen der Gesundheit von Mensch, Tier und Umwelt bei der Bewältigung von Krankheitsbedrohungen an.

Pandemie im Flug

Engagement in der Gemeinschaft und öffentliches Bewusstsein

Eine wirksame Reaktion auf Vogelpandemien erfordert die aktive Beteiligung der Gemeinden und der Öffentlichkeit. Landwirte, Interessenvertreter der Industrie und lokale Regierungen spielen alle eine Schlüsselrolle bei der Umsetzung von Maßnahmen zur Seuchenbekämpfung. Kampagnen zur Sensibilisierung der Öffentlichkeit tragen dazu bei, die Kanadier über die Risiken der Vogelgrippe, die Bedeutung der Biosicherheit und Möglichkeiten zur Minimierung der menschlichen Exposition zu informieren. Bei diesen Kampagnen wird häufig auf Zusammenarbeit und gemeinsame Verantwortung Wert gelegt, wodurch Vertrauen und Zusammenarbeit zwischen Regierungsbehörden und der Öffentlichkeit gefördert werden.

Pandemie im Flug

Das Engagement der Gemeinschaft ist besonders wichtig in ländlichen Gebieten, wo die wirtschaftlichen und sozialen Auswirkungen von Vogelpandemien oft am schlimmsten sind. Unterstützungsprogramme für betroffene Landwirte, psychiatrische Dienste und finanzielle Unterstützung sind für die Aufrechterhaltung der Widerstandsfähigkeit der Gemeinschaft bei Ausbrüchen von entscheidender Bedeutung. Kanadas Bemühungen, mit indigenen Gemeinschaften und der ländlichen Bevölkerung zusammenzuarbeiten, sind sich der einzigartigen Herausforderungen bewusst, denen sie gegenüberstehen, und versuchen, einen gleichberechtigten Zugang zu Ressourcen und Unterstützung sicherzustellen.

Fehlinformationen und Angst können die Reaktionsbemühungen untergraben und effektive Kommunikationsstrategien daher unerlässlich machen. Transparenz, konsistente Nachrichtenübermittlung und zeitnahe Aktualisierungen aus vertrauenswürdigen Quellen tragen dazu bei, das Vertrauen der Öffentlichkeit aufrechtzuerhalten und die Einhaltung von Maßnahmen zur Seuchenbekämpfung zu fördern. Soziale Medien und andere digitale Plattformen sind zu entscheidenden Instrumenten geworden, um unterschiedliche Zielgruppen zu erreichen, genaue Informationen bereitzustellen und Fehlinformationen entgegenzuwirken.

Internationale Zusammenarbeit und globale Bemühungen

Vogelpandemien sind eine globale Herausforderung, die internationale Zusammenarbeit erfordert. Kanada beteiligt sich aktiv an globalen Netzwerken zur Überwachung und Reaktion auf Krankheiten und tauscht Daten, Fachwissen und

Pandemie im Flug

bewährte Verfahren aus. Kooperationen mit Organisationen wie der WOAH, der WHO und der Ernährungs- und Landwirtschaftsorganisation der Vereinten Nationen (FAO) verbessern die globalen Bereitschafts- und Reaktionsfähigkeiten.

Handelspartnerschaften spielen auch bei Kanadas internationalen Reaktionsbemühungen eine Rolle. Die Sicherstellung, dass Biosicherheitsmaßnahmen internationalen Standards entsprechen, trägt dazu bei, das Vertrauen und den Marktzugang bei Ausbrüchen aufrechtzuerhalten. Kanadas Engagement für eine transparente Berichterstattung und die Einhaltung internationaler Richtlinien unterstreicht seine Rolle als verantwortungsvoller globaler Partner bei der Bewältigung der Bedrohung durch Vogelkrankheiten.

# KAPITEL 5

Herausforderungen und Lösungen bei der BIOS-Sicherheit

Im Kampf gegen Vogelpandemien ist die Biosicherheit die erste und wichtigste Verteidigungslinie. Von weitläufigen Geflügelfarmen bis hin zu Hinterhofställen sind wirksame Biosicherheitsmaßnahmen unerlässlich, um die Einschleppung und Ausbreitung der Vogelgrippe zu verhindern. Doch trotz ihrer Bedeutung sind die Komplexität und die Herausforderungen, die mit der Aufrechterhaltung der Biosicherheit verbunden sind, immens. In diesem Kapitel wird das komplexe Geflecht von Problemen untersucht, die die Bemühungen zur Biosicherheit untergraben, angefangen von menschlichem Verhalten und Compliance-Schwierigkeiten bis hin zu Umweltrisiken und technologischen Einschränkungen. Wir werden auch innovative Lösungen erforschen, die darauf abzielen, Biosicherheitsprotokolle zu stärken und sicherzustellen, dass sie in einer sich ständig verändernden Krankheitslandschaft anpassungsfähig bleiben.

Biosicherheitsmaßnahmen und ihre Bedeutung verstehen

Biosicherheit umfasst alle Maßnahmen zur Verhinderung, Eindämmung und Bewältigung des Ausbruchs von Infektionskrankheiten in Tierpopulationen. Es umfasst Protokolle wie die Kontrolle des Zugangs zu Geflügelanlagen, die Gewährleistung ordnungsgemäßer Hygiene, die Trennung verschiedener Vogelpopulationen und die Überwachung

Pandemie im Flug

auf Krankheitszeichen. Im Zusammenhang mit Vogelpandemien zielt die Biosicherheit darauf ab, das Risiko der Einschleppung von Krankheitserregern zu minimieren, sei es durch Kontakt mit Wildvögeln, kontaminierter Ausrüstung oder menschlichen Trägern.

Effektive Biosicherheit erfordert Wachsamkeit auf allen Ebenen. Gewerbliche Geflügelbetriebe verfügen oft über strenge Maßnahmen, mit ausgewiesenen „sauberen" und „schmutzigen" Zonen, obligatorischen Desinfektionsstationen und strengen Regeln für Besucher und Arbeiter. Kleinere Betriebe können jedoch aufgrund begrenzter Ressourcen und Wissenslücken Schwierigkeiten bei der Umsetzung haben. Die Unterschiede in den Biosicherheitspraktiken zwischen kommerziellen und nichtkommerziellen Umgebungen können Schwachstellen

Pandemie im Flug

schaffen, die die gesamten Bemühungen zur Krankheitsprävention gefährden.

Einer der anspruchsvollsten Aspekte der Biosicherheit ist die konsequente Einhaltung der Vorschriften. Selbst geringfügige Fehler in den Protokollen – wie etwa das Versäumnis, Schuhe oder Fahrzeuge ordnungsgemäß zu desinfizieren – können zu Ausbrüchen führen. Menschliches Verhalten spielt eine entscheidende Rolle für den Erfolg der Biosicherheit, weshalb Aufklärung, Schulung und kontinuierliche Unterstützung für eine wirksame Krankheitsbekämpfung unerlässlich sind. Dies gilt insbesondere in Zeiten mit hohem Risiko, beispielsweise bei saisonalen Wanderungen von Wildvögeln, von denen bekannt ist, dass sie Vogelgrippeviren übertragen.

Menschliche Faktoren und Compliance-Probleme

Menschliches Verhalten ist ein wesentlicher Faktor für den Erfolg oder Misserfolg der Biosicherheit. Auch wenn Protokolle gut konzipiert sind, hängt ihre Wirksamkeit von der konsequenten Einhaltung durch diejenigen ab, die für ihre Umsetzung verantwortlich sind. Landarbeiter, Geflügeltransporteure und Besucher müssen die Bedeutung von Biosicherheitsmaßnahmen verstehen und motiviert sein, diese zu befolgen. Allerdings ist die Einhaltung nicht immer einfach.

Wirtschaftlicher Druck, Müdigkeit und ein Mangel an Ressourcen können allesamt zu Fehlschlägen führen. Beispielsweise könnten Landwirte, die mit knappen Gewinnspannen konfrontiert sind, Schwierigkeiten haben, in kostspielige Biosicherheitsinfrastruktur zu investieren,

Pandemie im Flug

während Saison- oder Zeitarbeiter möglicherweise nur über begrenzte Schulungen oder Kenntnisse über bewährte Verfahren verfügen. Darüber hinaus können kulturelle und sprachliche Unterschiede zu Kommunikationsbarrieren führen, die die Compliance weiter behindern. Um diesen Herausforderungen zu begegnen, sind gezielte Bildungsprogramme, mehrsprachige Ressourcen und Anreize zur Einhaltung erforderlich.

Die Rolle menschlichen Versagens kann nicht übersehen werden. Auch unbeabsichtigte Fehler oder Versäumnisse können dazu führen, dass Krankheitserreger in zuvor sichere Umgebungen gelangen. Um dieses Risiko zu mindern, hat Kanada in Biosicherheitsschulungen und Sensibilisierungskampagnen investiert, die das hohe Risiko von Vogelpandemien hervorheben. Praktische Demonstrationen, Betriebsaudits und

Pandemie im Flug

Peer-to-Peer-Lerninitiativen haben sich beim Aufbau einer Kultur der Biosicherheit bei Geflügelproduzenten als wirksam erwiesen.

Umweltrisiken und Wildvogelpopulationen

Wildvögel sind natürliche Reservoire für Vogelgrippeviren und stellen eine ständige Bedrohung für Geflügelbetriebe dar. Insbesondere wandernde Arten können oft ohne Vorwarnung hochpathogene Stämme über weite geografische Regionen einschleppen. Die Verhinderung des Kontakts zwischen Wildvögeln und heimischen Herden ist ein wichtiges Biosicherheitsziel, das jedoch mit Herausforderungen verbunden ist.

Das Expositionsrisiko kann durch Umweltfaktoren wie Geographie, Klima und Lebensraumnähe beeinflusst werden. Betriebe in der Nähe von Feuchtgebieten oder Zugvogelrouten sind einem erhöhten

Pandemie im Flug

Risiko ausgesetzt, ebenso wie Betriebe, die Aufzuchtsysteme im Freien nutzen. Vorbeugende Maßnahmen wie Netze und Zäune, um Wildvögel fernzuhalten, bieten möglicherweise einen gewissen Schutz, sind aber nicht narrensicher. Ein weiteres Problem stellt die Kontamination von Wasserquellen und Futtermitteln dar, da diese als Übertragungswege für das Virus dienen können.

Die Erforschung des Verhaltens und der Migrationsmuster von Wildvögeln spielt eine wichtige Rolle bei der Entwicklung von Biosicherheitsstrategien. Wenn die kanadischen Behörden verstehen, wie und wo sich die Vogelgrippe wahrscheinlich ausbreitet, können sie rechtzeitig Warnungen aussprechen, die Überwachung verstärken und gezielte Interventionen durchführen. Aufgrund der Unvorhersehbarkeit der Natur ist jedoch keine Strategie völlig risikofrei.

Pandemie im Flug

Technologische Innovationen und Überwachung

Fortschritte in der Technologie prägen die Zukunft der Biosicherheit in Kanada. Echtzeitüberwachungssysteme, Diagnosetools und Datenanalysen haben die Fähigkeit, Ausbrüche der Vogelgrippe zu erkennen, zu verfolgen und darauf zu reagieren, verändert. Mobile Apps, die es Landwirten ermöglichen, Krankheitssymptome zu melden, automatisierte Überwachungssysteme, die Veränderungen im Vogelverhalten oder in der Gesundheit erkennen, und genetische Sequenzierungstools, die neu auftretende Virusstämme identifizieren, sind nur einige Beispiele dafür, wie Technologie die Bemühungen zur Krankheitsbekämpfung verbessert.

Insbesondere die genetische Sequenzierung bietet unschätzbare Einblicke in die

Pandemie im Flug

Evolution und Übertragungsdynamik von Vogelgrippeviren. Durch die Analyse viraler Genome können Wissenschaftler Mutationen identifizieren, die die Übertragbarkeit, Virulenz oder Resistenz gegen antivirale Behandlungen erhöhen können. Dieses Wissen fließt in öffentliche Gesundheits- und Biosicherheitsmaßnahmen ein, steuert Impfstrategien und identifiziert potenzielle Hochrisikoregionen.

Allerdings ist die Einführung neuer Technologien nicht ohne Herausforderungen. Die Kosten bleiben für viele Kleinproduzenten ein Hindernis, während Datenschutz- und Interoperabilitätsprobleme den Informationsaustausch erschweren. Darüber hinaus hängt der Erfolg technologischer Lösungen von der Zustimmung der Menschen und der

Bereitschaft ab, traditionelle Praktiken an neue Methoden anzupassen.

Community-basierte Ansätze zur Biosicherheit

Der Aufbau von Engagement und Vertrauen in der Gemeinschaft ist der Schlüssel zur Verbesserung der Biosicherheitsergebnisse. Ländliche und landwirtschaftlich geprägte Gemeinden sind häufig eng mit der Geflügelzucht verbunden, und ihre Zusammenarbeit ist für die Umsetzung wirksamer Maßnahmen zur Krankheitsprävention von entscheidender Bedeutung. Community-basierte Ansätze, an denen Landwirte, lokale Regierungen, Tierärzte und andere Interessengruppen beteiligt sind, fördern ein Gefühl der gemeinsamen Verantwortung und Widerstandsfähigkeit.

Pandemie im Flug

Outreach-Programme, die auf die spezifischen Bedürfnisse und Herausforderungen verschiedener Regionen zugeschnitten sind, können Wissenslücken schließen und bewährte Verfahren fördern. Kooperationsbemühungen, die lokale Bräuche und Traditionen respektieren und gleichzeitig praktische Ressourcen und Unterstützung bereitstellen, haben größere Erfolgsaussichten. Der Aufbau von Vertrauen zwischen Gemeinden und Regierungsbehörden ist ebenfalls von entscheidender Bedeutung, da Skepsis und Fehlinformationen die Compliance-Bemühungen untergraben können.

Biosicherheit mit wirtschaftlichen und ethischen Überlegungen in Einklang bringen

Biosicherheitsmaßnahmen, insbesondere solche, die Keulungen und

Pandemie im Flug

Handelsbeschränkungen umfassen, werfen häufig ethische und wirtschaftliche Fragen auf. Landwirte, deren Lebensunterhalt von der Geflügelproduktion abhängt, können verheerende Verluste erleiden, und Entschädigungsprogramme sind zwar wichtig, decken jedoch nicht immer das volle Ausmaß des finanziellen Schadens ab. Die psychische Belastung für betroffene Einzelpersonen und Gemeinschaften ist erheblich und unterstreicht den Bedarf an Unterstützungsdiensten, die sowohl auf wirtschaftliche als auch auf psychische Gesundheitsbedürfnisse eingehen.

Um die Krankheitsbekämpfung mit ethischen Überlegungen in Einklang zu bringen, sind transparente Kommunikation, die Einbindung von Interessengruppen und die Verpflichtung zur Schadensminimierung erforderlich. Richtlinien, die als fair und gerecht wahrgenommen werden, gewinnen

Pandemie im Flug

mit größerer Wahrscheinlichkeit öffentliche Unterstützung und fördern die Einhaltung.

KAPITEL 6

WIRTSCHAFTLICHE AUSWIRKUNGEN DER VOGELPANDEMIE AUF KANADA

Die wirtschaftlichen Auswirkungen von Vogelpandemien gehen weit über die Geflügelindustrie hinaus und wirken sich auf die Landwirtschaft, den Handel, die lokale Wirtschaft und sogar die Staatsfinanzen aus. In diesem Kapitel werden die weitreichenden wirtschaftlichen Auswirkungen von Ausbrüchen der Vogelgrippe in Kanada untersucht. Dabei werden die Herausforderungen hervorgehoben, mit denen Landwirte konfrontiert sind, die finanzielle Belastung der staatlichen Ressourcen und die komplexen Auswirkungen auf den Handel und die Verbrauchermärkte. Von den verheerenden Kosten der Massentötung bis hin zum komplizierten Netz aus Handelsbeschränkungen und Exportverlusten zeichnet dieses Kapitel ein umfassendes Bild davon, wie Vogelpandemien die wirtschaftlichen Realitäten einer Nation verändern können.

Auswirkungen auf die Geflügelindustrie

Im Mittelpunkt der wirtschaftlichen Folgen von Vogelpandemien steht die Geflügelindustrie, die besonders anfällig für Ausbrüche der hochpathogenen Vogelgrippe (HPAI) ist. Geflügelhalter erleiden bei einem Ausbruch unmittelbare Verluste, einschließlich der Keulung infizierter oder gefährdeter Bestände, was zu Einnahmeverlusten sowohl bei der Fleisch- als auch bei der Eierproduktion

Pandemie im Flug

führt. Die psychologische Belastung für Landwirte und ihre Familien, deren Lebensgrundlage über Nacht dezimiert werden könnte, ist hoch und wird oft durch unsichere Aussichten auf eine Erholung noch verstärkt.

Massentötungsmaßnahmen sind zwar notwendig, um die Ausbreitung von Krankheiten einzudämmen, verursachen jedoch erhebliche Kosten für die Regierung und die Industrie. Entschädigungsprogramme für betroffene Landwirte sollen finanzielle Verluste abmildern, können die langfristigen Auswirkungen wie den Verlust von Zuchttieren, Unterbrechungen der Lieferketten und Reputationsschäden jedoch nicht vollständig ausgleichen. Die Erholung von solchen Verlusten kann Jahre dauern, insbesondere bei kleineren Betrieben mit begrenzten Ressourcen.

Zusätzlich zu den direkten wirtschaftlichen Verlusten verursachen Vogelpandemien indirekte Kosten, die sich auf die gesamte Lieferkette auswirken. Futterlieferanten, Transportunternehmen, Tierärzte und verwandte Unternehmen leiden alle unter Störungen im Geflügelbetrieb. Die Preise für Geflügelprodukte können aufgrund des geringeren Angebots steigen, was sich sowohl auf inländische Verbraucher als auch auf Exportmärkte auswirkt. In einigen Fällen kann die Marktinstabilität Verbraucher dazu veranlassen, nach alternativen Proteinquellen zu suchen, was zu dauerhaften Veränderungen der Marktnachfrage führt.

Handelsbeschränkungen und Exportherausforderungen

Kanada ist ein bedeutender Exporteur von Geflügel und Geflügelprodukten und macht den internationalen Handel zu einem

Pandemie im Flug

entscheidenden Bestandteil seiner Agrarwirtschaft. Allerdings führen Vogelpandemien häufig zu Handelsbeschränkungen seitens der Importländer, die den Export erheblich beeinträchtigen können. Länder können unter Berufung auf Bedenken hinsichtlich der öffentlichen Gesundheit und der Biosicherheit Verbote für Geflügelimporte aus Regionen verhängen, die von Ausbrüchen der Vogelgrippe betroffen sind. Diese Handelshemmnisse können je nach wahrgenommenem Risiko und Erfolg der Beseitigungsbemühungen über Monate oder sogar Jahre bestehen bleiben.

Handelsstörungen können kaskadenartige Auswirkungen auf die Wirtschaft haben, zu Einnahmeverlusten für Exporteure führen und Kanadas Ruf als zuverlässiger Lieferant hochwertiger Geflügelprodukte schwächen. Die wirtschaftlichen Kosten von Handelsbeschränkungen gehen über

Pandemie im Flug

Umsatzeinbußen hinaus, da Exporteure möglicherweise gezwungen sind, neue Märkte zu erschließen oder komplexe Bedingungen auszuhandeln, um wieder Zugang zu geschlossenen Märkten zu erhalten. Die Einhaltung internationaler Biosicherheitsstandards und der Nachweis wirksamer Maßnahmen zur Seuchenbekämpfung sind für die Wiederherstellung des Vertrauens bei Handelspartnern von entscheidender Bedeutung.

Um die Auswirkungen von Handelsbeschränkungen abzumildern, arbeitet Kanada eng mit internationalen Organisationen wie der Weltorganisation für Tiergesundheit (WOAH) zusammen, um Transparenz und die Einhaltung globaler Standards für das Krankheitsmanagement sicherzustellen.
Regionalisierungsabkommen, die die Fortsetzung des Handels aus nicht

betroffenen Gebieten eines Landes ermöglichen, sind ein weiteres Instrument zur Minimierung von Störungen. Die Aushandlung und Umsetzung dieser Vereinbarungen kann jedoch eine Herausforderung darstellen und eine umfassende Dokumentation und Überprüfung des Seuchenfreiheitsstatus erfordern.

Wirtschaftliche Kosten von Maßnahmen zur Krankheitsbekämpfung

Die Kosten für Seuchenbekämpfungsmaßnahmen während einer Vogelpandemie sind erheblich und vielfältig. Regierungsbehörden, Industriegruppen und einzelne Landwirte tragen alle zu den Bemühungen bei, Ausbrüche auszurotten, eine weitere Ausbreitung zu verhindern und die öffentliche Gesundheit zu schützen. Quarantänezonen, Testprogramme,

Pandemie im Flug

Impfkampagnen und Verbesserungen der Biosicherheit erfordern alle erhebliche finanzielle Ressourcen. Die Canadian Food Inspection Agency (CFIA), die die Bemühungen zur Seuchenbekämpfung leitet, muss Mittel für Überwachungs-, Durchsetzungs- und Reaktionsmaßnahmen bereitstellen.

Öffentliche Ausgaben für Seuchenbekämpfungsmaßnahmen sind eine notwendige Investition zum Schutz der öffentlichen Gesundheit und der Ernährungssicherheit, belasten jedoch die Staatshaushalte. Bei großflächigen Ausbrüchen kann eine Notfinanzierung erforderlich sein, wodurch Ressourcen von anderen wichtigen öffentlichen Diensten abgezogen werden. Die politischen Entscheidungsträger müssen die unmittelbare Notwendigkeit der Krankheitsbekämpfung mit der langfristigen

Pandemie im Flug

finanziellen Nachhaltigkeit in Einklang bringen.

Kostenteilungsvereinbarungen zwischen Regierung und Interessenträgern aus der Industrie zielen darauf ab, die wirtschaftliche Last der Krankheitsbekämpfung zu verteilen, können jedoch umstritten sein. Industriegruppen plädieren möglicherweise für eine stärkere staatliche Unterstützung, während politische Entscheidungsträger sicherstellen möchten, dass die Interessen des Privatsektors gerecht zu den Bemühungen um Biosicherheit beitragen. Es ist eine ständige Herausforderung, ein Gleichgewicht zu erreichen, das sowohl die Krankheitsbekämpfung als auch die wirtschaftliche Widerstandsfähigkeit unterstützt.

Pandemie im Flug

Auswirkungen auf die lokale Wirtschaft und ländliche Gemeinschaften

Ländliche Gemeinden, die oft stark von der Landwirtschaft abhängig sind, sind überproportional von Vogelpandemien betroffen. Der Verlust von Einkommen und Arbeitsplätzen im Geflügelsektor kann eine Kaskadenwirkung auf die lokale Wirtschaft haben und zu geringeren Ausgaben, erhöhter Arbeitslosigkeit und sozialen Herausforderungen führen. Lokale Unternehmen, die der Landwirtschaft dienen, wie Futtermittellieferanten, Ausrüstungshändler und Tierkliniken, können ebenfalls Umsatzrückgänge erleiden, was ihre Rentabilität gefährdet.

Die Widerstandsfähigkeit der Gemeinschaft hängt vom Zugang zu Unterstützungsprogrammen und Ressourcen ab, die sowohl auf wirtschaftliche als auch soziale Bedürfnisse eingehen. Von der Regierung und der Industrie geleitete Initiativen wie finanzielle Unterstützung, Unterstützung bei der psychischen Gesundheit und Umschulungsprogramme für Arbeitskräfte sind von entscheidender Bedeutung, um den betroffenen Gemeinden bei der Genesung zu helfen. Lücken in der Unterstützung können jedoch die wirtschaftlichen und sozialen Folgen von Ausbrüchen verschärfen, insbesondere in Regionen mit eingeschränktem Zugang zu Dienstleistungen.

Bemühungen zur Stärkung der Widerstandsfähigkeit der Gemeinschaft müssen auch die besonderen Herausforderungen berücksichtigen, mit denen indigene und abgelegene Gemeinschaften in der Geflügelproduktion konfrontiert sind. Maßgeschneiderte Förderprogramme, die kulturelle Traditionen respektieren und geografische Barrieren beseitigen, können dazu beitragen, einen gleichberechtigten Zugang zu Ressourcen und Unterstützung sicherzustellen.

Verbrauchervertrauen und Marktdynamik

Vogelpandemien können das Vertrauen der Verbraucher in Geflügelprodukte beeinträchtigen, selbst wenn das Risiko für die menschliche Gesundheit gering ist. Die öffentliche Wahrnehmung der Lebensmittelsicherheit wird durch Medienberichterstattung, Regierungskommunikation und kulturelle Einstellungen gegenüber Krankheitsausbrüchen beeinflusst. Fehlinformationen und Ängste können zu einer geringeren Nachfrage nach Geflügel führen und sich auf die Marktpreise und das Verbraucherverhalten auswirken.

Um das Vertrauen der Verbraucher wiederherzustellen, ist eine transparente

Pandemie im Flug

Kommunikation seitens der Regierung und der Industrie erforderlich, die die Sicherheit von Geflügelprodukten und die Wirksamkeit von Maßnahmen zur Seuchenbekämpfung hervorhebt. Aufklärungskampagnen, die den richtigen Umgang mit Lebensmitteln hervorheben und Missverständnisse ausräumen, können dazu beitragen, Marktstörungen abzumildern.

Die Marktdynamik während und nach Vogelpandemien ist komplex. Preisvolatilität, Lieferengpässe und veränderte Verbraucherpräferenzen können Chancen und Herausforderungen für die Geflügelindustrie mit sich bringen. Unternehmen, die sich schnell an veränderte Marktbedingungen anpassen, beispielsweise durch Diversifizierung des Produktangebots oder den Schwerpunkt auf Lebensmittelsicherheitsmaßnahmen, sind möglicherweise besser in der Lage, sich von Ausbrüchen zu erholen.

KAPITEL 7

DIE AUSWIRKUNGEN DER AVIÄREN INFLUENZA AUF DIE MENSCHLICHE GESUNDHEIT

Während die Vogelgrippe vor allem Vögel befällt, können ihre Auswirkungen auf die menschliche Gesundheit nicht ignoriert werden. Die Übertragung von Vogelgrippeviren von Vögeln auf den Menschen ist zwar relativ selten, kann jedoch zu schweren Erkrankungen und in einigen Fällen zum Tod führen. Die Geschichte zoonotischer Krankheiten – also solcher, die vom Tier auf den Menschen übergehen – zeigt die verheerenden Auswirkungen, die neuartige Krankheitserreger auf die menschliche

Pandemie im Flug

Bevölkerung haben können, wie vergangene Pandemien gezeigt haben. In diesem Kapitel untersuchen wir die mit Vogelgrippeviren verbundenen Risiken, ihr Potenzial, großflächige Ausbrüche beim Menschen auszulösen, die vorhandenen Strategien der öffentlichen Gesundheit zur Minderung dieser Risiken sowie die Rolle der Überwachung und der globalen Zusammenarbeit bei der Bewältigung potenzieller Bedrohungen.

Zoonoseübertragung verstehen

Eine zoonotische Übertragung erfolgt, wenn ein Krankheitserreger die Artengrenze vom Tier zum Menschen überschreitet. Im Fall der Vogelgrippe wird eine solche Übertragung typischerweise durch engen Kontakt mit infizierten Vögeln begünstigt, sei es durch Geflügelhaltung, Lebendvogelmärkte oder den Umgang mit

Pandemie im Flug

kontaminiertem Material. Die Influenza-A-Virusfamilie, zu der Vogelgrippestämme gehören, ist für ihre Fähigkeit bekannt, ihr genetisches Material zu mutieren und neu zu sortieren, wodurch manchmal neue Stämme entstehen, die Menschen infizieren können.

In der Vergangenheit kam es beim Menschen nur sporadisch zu Infektionen mit Vogelgrippeviren und sie beschränkten sich auf Personen mit engem Kontakt zu infizierten Vögeln. Einige Stämme wie H5N1 und H7N9 haben jedoch gezeigt, dass sie beim Menschen schwere Erkrankungen mit hohen Sterblichkeitsraten verursachen können. Die Symptome einer Vogelgrippe-Infektion beim Menschen reichen von leichten, grippeähnlichen Symptomen bis hin zu schwerer Atemnot, Organversagen und Tod. Diese Fälle verdeutlichen die potenzielle Gefahr, die von der Vogelgrippe ausgeht, und unterstreichen

Pandemie im Flug

die Notwendigkeit von Wachsamkeit und Vorbereitung.

Faktoren, die das Infektionsrisiko des Menschen beeinflussen

Das Risiko einer zoonotischen Übertragung der Vogelgrippe wird durch mehrere Faktoren beeinflusst, darunter Viruseigenschaften, menschliches Verhalten und Umweltbedingungen. Bestimmte Virusmutationen können die Fähigkeit des Virus, sich an menschliche Atemwegsrezeptoren zu binden, erhöhen und so seine Infektiosität erhöhen. Ebenso können menschliche Praktiken wie Märkte für lebende Vögel, unzureichende Biosicherheitsmaßnahmen und unzureichende Hygiene das Expositionsrisiko erhöhen.

In Regionen, in denen Menschen in unmittelbarer Nähe von Geflügel leben und

Pandemie im Flug

arbeiten, ist das Risiko einer zoonotischen Übertragung besonders hoch. Zu den Personen, die einem erhöhten Risiko einer Exposition ausgesetzt sind, gehören Landwirte, Mitarbeiter auf dem Geflügelmarkt und Tierärzte. Maßnahmen im Bereich der öffentlichen Gesundheit, die auf Hochrisikogruppen abzielen, wie z. B. Aufklärung über angemessene Hygienepraktiken, Zugang zu persönlicher Schutzausrüstung und Impfprogramme für Geflügel, sind von entscheidender Bedeutung, um die Wahrscheinlichkeit einer Übertragung zu verringern.

Potenzial für eine Übertragung von Mensch zu Mensch

Während die meisten menschlichen Infektionen mit Vogelgrippeviren auf direkten Kontakt mit infizierten Vögeln zurückzuführen sind, gibt die Möglichkeit einer Übertragung von Mensch zu Mensch

Pandemie im Flug

erhebliche Bedenken für die öffentliche Gesundheit auf. Das Auftreten eines Stammes, der dauerhaft von Mensch zu Mensch übertragen werden kann, könnte zu einer globalen Pandemie mit schwerwiegenden Folgen für die öffentliche Gesundheit und die wirtschaftliche Stabilität führen.

Die Überwachung und Bewertung des Potenzials einer Übertragung von Mensch zu Mensch ist eine Schlüsselkomponente der globalen Gesundheitssicherheit. Die genetische Sequenzierung von aus menschlichen Fällen isolierten Vogelgrippeviren ermöglicht es Wissenschaftlern, Mutationen zu identifizieren, die die Übertragbarkeit erhöhen können. Überwachungsdaten von Ausbrüchen werden analysiert, um frühe Anzeichen einer Ausbreitung von Mensch zu Mensch zu erkennen und als Grundlage für

Pandemie im Flug

Reaktionen der öffentlichen Gesundheit und Eindämmungsmaßnahmen zu dienen.

Bisher wurde keine anhaltende Übertragung der Vogelgrippe von Mensch zu Mensch beobachtet, es sind jedoch begrenzte Häufungen von Fällen beim Menschen mit Verdacht auf eine Übertragung von Mensch zu Mensch aufgetreten. Diese Vorfälle machen deutlich, wie wichtig schnelle Reaktionen und Eindämmungsmaßnahmen sind, um eine Eskalation zu verhindern.

Strategien für die öffentliche Gesundheit und Pandemievorsorge

Kanada und andere Länder haben umfassende Strategien zur Bewältigung der durch die Vogelgrippe verursachten Gesundheitsrisiken für den Menschen entwickelt. Diese Strategien konzentrieren sich auf Überwachung, Früherkennung, schnelle Reaktion und Eindämmung.

Pandemie im Flug

Effektive Überwachungssysteme verfolgen sowohl Vogel- als auch Menschengrippefälle und ermöglichen so die rechtzeitige Identifizierung neuer oder neu auftretender Stämme. Labore, die in der Lage sind, genetische Analysen und Viruscharakterisierungen durchzuführen, spielen eine entscheidende Rolle beim Verständnis der Bedrohung durch bestimmte Viren.

Impfstrategien sind ein weiterer wichtiger Bestandteil der Pandemievorsorge. Saisonale Grippeimpfstoffe schützen nicht vor Vogelgrippeviren, es laufen jedoch Bemühungen, präpandemische Impfstoffe gegen bestimmte Vogelgrippestämme zu entwickeln. Impfprogramme für Hochrisikogruppen und Mitarbeiter im Gesundheitswesen an vorderster Front können im Falle eines Ausbruchs einen zusätzlichen Schutz bieten.

Pandemie im Flug

Die Koordination zwischen Regierungsbehörden, Gesundheitssystemen und internationalen Organisationen ist für eine wirksame Pandemievorsorge von entscheidender Bedeutung. Die Weltgesundheitsorganisation (WHO) und ihr Global Influenza Surveillance and Response System (GISRS) erleichtern den Informationsaustausch, die Forschungszusammenarbeit und die Entwicklung standardisierter Protokolle zur Bewältigung von Grippeausbrüchen. Die aktive Beteiligung Kanadas an diesen Bemühungen unterstreicht sein Engagement für die globale Gesundheitssicherheit.

Vorbereitung und Reaktion des Gesundheitssystems

Gesundheitssysteme müssen auf mögliche Ausbrüche der Vogelgrippe beim Menschen vorbereitet sein. Dazu gehört die

Pandemie im Flug

Aufrechterhaltung von Vorräten an antiviralen Medikamenten, die Sicherstellung des Zugangs zu Intensivpflegeeinrichtungen und die Schulung von Gesundheitspersonal in Maßnahmen zur Infektionsprävention und -kontrolle. Während eines Ausbruchs können Gesundheitssysteme mit Herausforderungen im Zusammenhang mit Überkapazitäten, Unterbrechungen der Lieferkette und Angst in der Öffentlichkeit konfrontiert sein.

Kommunikation und öffentliches Bewusstsein sind bei Ausbrüchen von entscheidender Bedeutung, um Fehlinformationen zu verhindern, Panik zu reduzieren und die Einhaltung von Empfehlungen zur öffentlichen Gesundheit zu fördern. Klare, konsistente Nachrichten von vertrauenswürdigen Quellen tragen zum Aufbau des öffentlichen Vertrauens bei und fördern die Zusammenarbeit bei Kontrollmaßnahmen.

Forschung und Entwicklung

Wissenschaftliche Forschung spielt eine entscheidende Rolle bei der Weiterentwicklung unseres Verständnisses der Vogelgrippeviren und ihrer Auswirkungen auf die menschliche Gesundheit. Die Forschungsbemühungen konzentrieren sich auf die Charakterisierung viraler Mutationen, die Entwicklung neuer Diagnosewerkzeuge, die Entwicklung von Impfstoffen und antiviralen Behandlungen sowie das Verständnis der Immunantwort auf Infektionen. Verbundforschungsinitiativen, an denen akademische Einrichtungen, Regierungsbehörden und internationale Partner beteiligt sind, beschleunigen den Fortschritt und verbessern die Pandemievorsorge.

Pandemie im Flug

Die Forschung zum „One Health"-Ansatz, der die Wechselbeziehung zwischen der Gesundheit von Mensch, Tier und Umwelt anerkennt, ist für die Vogelgrippe besonders relevant. Durch die Bekämpfung der Grundursachen der Übertragung zoonotischer Krankheiten und die Umsetzung vorbeugender Maßnahmen in mehreren Sektoren kann das Risiko künftiger Ausbrüche verringert werden.

KAPITEL 8

Biosicherheitsmaßnahmen und Strategien zur Krankheitsbekämpfung in der Geflügelhaltung

Die Bekämpfung von Ausbrüchen der Vogelgrippe bei Geflügel ist von entscheidender Bedeutung, um deren Auswirkungen sowohl auf den Agrarsektor als auch auf die öffentliche Gesundheit abzumildern. Biosicherheitsmaßnahmen bilden die erste Verteidigungslinie gegen die Einschleppung und Ausbreitung der Vogelgrippe in Geflügelbeständen. Diese Maßnahmen umfassen eine breite Palette von Maßnahmen, die darauf abzielen, die Exposition von Vögeln gegenüber Infektionserregern zu begrenzen, die

Hygiene auf Betriebsebene zu verbessern und die Früherkennung und Reaktion auf Ausbrüche zu fördern. In diesem Kapitel werden die grundlegenden Komponenten der Biosicherheit in der Geflügelhaltung, die Herausforderungen im Zusammenhang mit der Umsetzung wirksamer Maßnahmen sowie die Rolle staatlicher Vorschriften, Industriestandards und wissenschaftlicher Innovationen bei der Krankheitsbekämpfung untersucht.

Die Grundlagen der Biosicherheit bei Geflügel

Die Biosicherheit in der Geflügelhaltung basiert auf dem Konzept, Krankheitsrisiken durch proaktive Präventionsmaßnahmen zu minimieren. Effektive Biosicherheitsprotokolle zielen darauf ab, Herden vor Krankheitserregern zu schützen, die Ausbreitung von Krankheiten zu verhindern und die Sicherheit und

Gesundheit von Geflügelprodukten zu gewährleisten. Zu den wichtigsten Grundsätzen der Biosicherheit gehören Isolation, Verkehrskontrolle und Hygiene:

1. Isolierung: Die Begrenzung des Kontakts zwischen Geflügel und potenziellen Infektionsquellen ist entscheidend für die Reduzierung des Krankheitsrisikos. Dazu gehört die Aufrechterhaltung physischer Barrieren wie Zäune und Gehege, um zu verhindern, dass Wildvögel, Nagetiere und andere Tiere Zugang zu den Geflügelbereichen haben. Durch die Beschränkung des Besucherzugangs und die Einführung von Quarantäneprotokollen für neue Vögel, die in einen Schwarm eintreten, werden die Isolationsmaßnahmen weiter gestärkt.

2. Verkehrskontrolle: Die Kontrolle der Bewegung von Personen, Fahrzeugen und

Pandemie im Flug

Geräten innerhalb und außerhalb von Geflügelfarmen ist von entscheidender Bedeutung, um die Einschleppung und Ausbreitung von Krankheitserregern zu verhindern. Fußbäder, Fahrzeugdesinfektionsstationen sowie ausgewiesene Ein- und Ausstiegspunkte tragen dazu bei, das Kontaminationsrisiko zu minimieren. Personalschulungen zu Hygienepraktiken, wie dem Tragen von Schutzkleidung und Reinigungswerkzeugen, verstärken die Bemühungen zur Verkehrskontrolle.

3. Hygiene: Die Aufrechterhaltung einer sauberen und hygienischen Umgebung verringert das Risiko der Übertragung von Krankheiten. Dazu gehört die regelmäßige Reinigung und Desinfektion von Geflügelställen, Geräten und Wasserversorgung. Um die Verbreitung von Infektionserregern einzudämmen, sind auch eine

Pandemie im Flug

ordnungsgemäße Abfallbewirtschaftung und Tierkörperentsorgung wichtig.

Regierungsvorschriften und Industriestandards

Regierungen spielen eine entscheidende Rolle bei der Festlegung und Durchsetzung von Biosicherheitsstandards für Geflügelfarmen. In Kanada legt die Canadian Food Inspection Agency (CFIA) nationale Richtlinien für Biosicherheit und Krankheitsbekämpfung fest, einschließlich Protokollen zur Prävention und Reaktion auf die Vogelgrippe. Auch Branchenorganisationen wie die Chicken Farmers of Canada tragen durch Schulungsprogramme, Betriebsaudits und Best-Practice-Richtlinien zur Entwicklung und

Pandemie im Flug

Umsetzung von Biosicherheitsstandards bei.

Staatliche Vorschriften schreiben häufig spezifische Biosicherheitsmaßnahmen für Geflügelproduzenten vor, wie z. B. Impfprogramme, Überwachungstests und die Meldung vermuteter Krankheitsfälle. Diese Maßnahmen sollen Ausbrüche verhindern, die Ausbreitung von Infektionen eindämmen und sowohl die Tier- als auch die öffentliche Gesundheit schützen. Die Einhaltung der Biosicherheitsvorschriften ist von entscheidender Bedeutung für die Aufrechterhaltung des Marktzugangs und des Verbrauchervertrauens, insbesondere bei Geflügelexporten.

Die Einhaltung gesetzlicher Vorschriften kann jedoch für kleine Geflügelzüchter und Hinterhofgeflügelzüchter eine Herausforderung darstellen, denen möglicherweise die Ressourcen und die

Infrastruktur fehlen, um strenge Biosicherheitsmaßnahmen umzusetzen. Gezielte Unterstützung wie finanzielle Unterstützung, technische Schulung und Zugang zu Veterinärdiensten ist notwendig, um sicherzustellen, dass sich alle Geflügelproduzenten wirksam an den Bemühungen zur Seuchenbekämpfung beteiligen können.

Herausforderungen bei der Umsetzung effektiver Biosicherheit

Trotz der Bedeutung der Biosicherheit ist die Umsetzung wirksamer Maßnahmen nicht ohne Herausforderungen. Die Biosicherheitspraktiken können je nach Betrieb stark variieren, abhängig von Faktoren wie Betriebsgröße, Standort und verfügbaren Ressourcen. Insbesondere

Pandemie im Flug

kleine und mittlere landwirtschaftliche Betriebe können aufgrund von Kostenbeschränkungen, eingeschränktem Zugang zu Fachwissen oder logistischen Schwierigkeiten auf Hindernisse bei der Einführung umfassender Biosicherheitsprotokolle stoßen.

Auch menschliche Faktoren wie die Einhaltung von Biosicherheitsprotokollen spielen eine entscheidende Rolle bei der Bestimmung ihrer Wirksamkeit. Landarbeiter, Besucher und Lieferanten müssen geschult und motiviert werden, sich konsequent an Biosicherheitspraktiken zu halten. Um sicherzustellen, dass alle Personen, die Geflügelbetriebe betreten, die Biosicherheitsprotokolle verstehen und befolgen, sind kontinuierliche Schulung, Kommunikation und Überwachung erforderlich.

Pandemie im Flug

Umweltfaktoren wie die Anwesenheit von Zugvögeln oder die Verbreitung der Vogelgrippe in den umliegenden Regionen können die Bemühungen zur Biosicherheit zusätzlich erschweren. In Zeiten erhöhten Risikos, beispielsweise bei Ausbrüchen der Vogelgrippe, können zusätzliche Maßnahmen erforderlich sein, darunter eine verstärkte Überwachung, Bewegungsbeschränkungen und die Tötung infizierter oder gefährdeter Vögel.

Überwachung und Früherkennung

Die frühzeitige Erkennung der Vogelgrippe ist von entscheidender Bedeutung, um weitverbreitete Ausbrüche zu verhindern. Überwachungsprogramme, die sowohl Haus- als auch Wildvogelpopulationen überwachen, spielen eine Schlüsselrolle bei der Identifizierung und Kontrolle der Ausbreitung des Virus. Überwachungsbemühungen umfassen

Pandemie im Flug

häufig die Untersuchung von Proben aus Geflügelfarmen, Lebendvogelmärkten und Wildvogelpopulationen auf das Vorhandensein von Vogelgrippeviren.

Die schnelle Diagnose von Vogelgrippefällen ermöglicht die rechtzeitige Umsetzung von Maßnahmen zur Seuchenbekämpfung, wie z. B. die Tötung infizierter Herden, die Einrichtung von Quarantänezonen und die Durchführung der Kontaktverfolgung. Diagnoselabore, die mit fortschrittlichen molekularen Testfunktionen ausgestattet sind, leisten wichtige Unterstützung bei der Überwachung und Reaktion auf Krankheiten.

Überwachungsprogramme sind am effektivsten, wenn sie durch starke Partnerschaften zwischen Regierungsbehörden, Interessenvertretern der Industrie und Forschungseinrichtungen unterstützt werden. Der sektorübergreifende Austausch von Daten und Erkenntnissen ermöglicht eine koordinierte Reaktion auf neu auftretende Krankheitsbedrohungen und fördert die Entwicklung evidenzbasierter Biosicherheitsstrategien.

Impfstrategien

Die Impfung ist ein wichtiges Instrument zur Bekämpfung der Vogelgrippe in Geflügelbeständen. Obwohl eine Impfung kein Ersatz für umfassende Biosicherheitsmaßnahmen ist, kann sie die Schwere der Krankheit verringern, die Virusausbreitung begrenzen und die Ausbreitung von Infektionen verringern. Impfprogramme können als Teil einer umfassenderen Krankheitsbekämpfungsstrategie eingesetzt werden, insbesondere bei Ausbrüchen oder in Regionen mit endemischer Vogelgrippe.

Die Entwicklung wirksamer Impfstoffe gegen die Vogelgrippe ist aufgrund der genetischen Variabilität und der schnellen Mutationsrate des Virus eine Herausforderung. Die Wirksamkeit des Impfstoffs kann durch Faktoren wie die Übereinstimmung zwischen dem Impfstamm und den zirkulierenden Virusstämmen, den Zeitpunkt der Impfung und den Immunstatus der Vögel beeinflusst werden. Um die Wirksamkeit und Flexibilität von Impfstrategien zu verbessern, wird derzeit an neuen Impfstofftechnologien wie rekombinanten und vektorbasierten Impfstoffen geforscht.

Impfentscheidungen müssen im Zusammenhang mit den Zielen der Seuchenbekämpfung, den Auswirkungen auf den Handel und potenziellen Risiken, wie etwa der Entwicklung impfstoffresistenter Virusstämme, sorgfältig abgewogen werden. Die Zusammenarbeit zwischen Regierungsbehörden, Branchenvertretern und wissenschaftlichen Experten ist für die

Gestaltung und Umsetzung von Impfprogrammen, die mit den Prioritäten der öffentlichen Gesundheit und der Wirtschaft im Einklang stehen, von entscheidender Bedeutung.

Die Rolle von Technologie und Innovation

Fortschritte in Technologie und Innovation bieten neue Möglichkeiten zur Verbesserung der Biosicherheit und Krankheitsbekämpfung in der Geflügelhaltung. Instrumente der Präzisionslandwirtschaft, wie etwa automatisierte Überwachungssysteme, können Echtzeitdaten zur Herdengesundheit, den Umweltbedingungen und der Einhaltung der Biosicherheit liefern. Frühwarnsysteme, die Veränderungen im Vogelverhalten, Futterverbrauch oder Wasserverbrauch erkennen, können mögliche Krankheitsausbrüche anzeigen, bevor klinische Symptome sichtbar werden.

Pandemie im Flug

Digitale Plattformen für den Datenaustausch und die Verfolgung von Krankheiten erleichtern die Kommunikation zwischen Landwirten, Tierärzten und Regierungsbehörden und ermöglichen so eine schnellere und koordiniertere Reaktion auf neu auftretende Bedrohungen. Die Forschung im Bereich der Gentechnik und Biotechnologie verspricht die Entwicklung krankheitsresistenter Geflügelrassen, wodurch das Risiko von Ausbrüchen der Vogelgrippe verringert wird.

Innovationen treiben auch Verbesserungen bei Biosicherheitspraktiken voran, beispielsweise durch die Entwicklung wirksamerer Desinfektionsmittel, neuartiger Biosicherheitsbarrieren und automatisierter Reinigungssysteme. Die Integration dieser Innovationen in alltägliche landwirtschaftliche Praktiken erfordert Zusammenarbeit, Investitionen und

Wissenstransfer, um sicherzustellen, dass alle Geflügelproduzenten von den technologischen Fortschritten profitieren können.

Aufbau eines widerstandsfähigen Geflügelsektors

Die Stärkung der Biosicherheits- und Seuchenbekämpfungsmaßnahmen ist für den Aufbau eines widerstandsfähigen Geflügelsektors, der den Herausforderungen durch die Vogelgrippe und andere Infektionskrankheiten standhalten kann, von entscheidender Bedeutung. Resilienz hängt von einer Kombination aus proaktiver Prävention, schneller Reaktion und effektiver Zusammenarbeit auf allen Ebenen der Geflügelindustrie ab. Durch Investitionen in die Biosicherheit, die Förderung von Innovationen und die Unterstützung der Forschung kann Kanada die Gesundheit und Produktivität seines Geflügelsektors

Pandemie im Flug

verbessern und gleichzeitig die öffentliche Gesundheit und die wirtschaftliche Stabilität schützen.

KAPITEL 9

RESILIENZ UND VORBEREITUNG BEI DER AVIÄREN INFLUENZA-REAKTION

Die anhaltende Bedrohung durch die Vogelgrippe erfordert, dass Kanada robuste Systeme für Widerstandsfähigkeit und Vorsorge entwickelt. Diese Strategien sollen die Anfälligkeit verringern, die Fähigkeit zur schnellen Reaktion stärken und die langfristige Stabilität in den betroffenen Sektoren fördern. Im Gegensatz zu reaktiven Reaktionen auf Ausbrüche ist der Aufbau von Resilienz ein proaktiver Ansatz, der die Vogelgrippe aufgrund ihres zoonotischen Potenzials, der Auswirkungen auf den globalen Handel und der sich entwickelnden

Stämme als wiederkehrende Bedrohung anerkennt. Hier untersuchen wir die Schlüsselkomponenten von Resilienz und Bereitschaft, einschließlich strategischer Planung, Engagement in der Gemeinschaft, sektorübergreifender Zusammenarbeit, Mobilisierung von Ressourcen und kontinuierlicher Anpassung als Reaktion auf neue Herausforderungen.

Aufbau eines belastbaren Reaktionsrahmens

Ein belastbarer Reaktionsrahmen ist von entscheidender Bedeutung, um die Auswirkungen von Ausbrüchen der Vogelgrippe auf Kanadas Gesundheitssysteme, die Wirtschaft und die Gesellschaft zu minimieren. Resilienz erfordert kontinuierliche Planung, Investitionen und Zusammenarbeit auf mehreren Regierungs- und Gesellschaftsebenen. Zu den

Pandemie im Flug

Schlüsselelementen eines belastbaren Reaktionsrahmens gehören:

Notfallvorsorgepläne: Durch die Entwicklung umfassender und regelmäßig aktualisierter Notfallvorsorgepläne wird sichergestellt, dass alle relevanten Interessengruppen – Regierungsbehörden, Branchenverbände und Gemeindeorganisationen – mit Protokollen zur Erkennung, Eindämmung und Reaktion von Krankheiten ausgestattet sind.

Sektorübergreifende Zusammenarbeit: Die Vogelgrippe ist ein vielschichtiges Problem, das die Bereiche öffentliche Gesundheit, Landwirtschaft, Handel und Wildtiere betrifft. Eine wirksame Reaktion erfordert die Zusammenarbeit zwischen diesen Bereichen, um Fachwissen, Ressourcen und Netzwerke zu nutzen. Partnerschaften mit Veterinärorganisationen, Geflügelproduzenten, akademischen

Institutionen und internationalen Gremien verbessern Kanadas Fähigkeit, schnell und effektiv zu reagieren.

Ressourcenmobilisierung: Der rechtzeitige Zugang zu finanziellen, personellen und technischen Ressourcen ist für die Reaktion auf Ausbrüche von entscheidender Bedeutung. Dazu gehört die Vorhaltung eines Vorrats an lebenswichtigen Gütern wie persönlicher Schutzausrüstung (PSA), Diagnosetests, Impfstoffen und Keulungsausrüstung.
Ressourcenmobilisierungspläne sollten flexibel sein, um den besonderen Bedürfnissen verschiedener Regionen und Ausbruchsszenarien gerecht zu werden.

Überwachungs- und Frühwarnsysteme

Überwachung ist ein Eckpfeiler wirksamer Vorsorge und Widerstandsfähigkeit. Die

Pandemie im Flug

Fähigkeit, Ausbrüche der Vogelgrippe im frühestmöglichen Stadium zu erkennen, ermöglicht schnelle Eindämmungs- und Eindämmungsmaßnahmen. Effektive Überwachungssysteme sollten:

Überwachen Sie Wild- und Hausvogelpopulationen: Die kontinuierliche Überwachung der Wildvogelpopulationen auf Vogelgrippestämme hilft, mögliche Übertragungswege und saisonale Risiken vorherzusagen. Ebenso wichtig ist die Überwachung von Hausgeflügel, einschließlich kommerzieller Bestände und Hinterhofbetriebe.

Integrieren Sie Daten und Technologie: Fortschrittliche Datenanalysen, geografische Informationssysteme (GIS) und künstliche Intelligenz können die Überwachungsbemühungen verbessern, indem sie Muster, Hotspots und Risikofaktoren identifizieren, die mit der

Pandemie im Flug

Übertragung der Vogelgrippe verbunden sind. Die Integration dieser Daten in die Entscheidungsfindung im Bereich der öffentlichen Gesundheit erleichtert zeitnahe und evidenzbasierte Interventionen.

Engagieren Sie eine gemeinschaftsbasierte Überwachung: Durch die Einbindung lokaler Gemeinschaften und Landwirte in Überwachungsbemühungen kann die Abdeckung erweitert und die Genauigkeit der Berichterstattung verbessert werden. Schulungsprogramme, die Einzelpersonen über die Anzeichen und Symptome der Vogelgrippe aufklären, sowie Protokolle für die Meldung von Verdachtsfällen tragen zu einer Kultur der Wachsamkeit und schnellen Reaktion bei.

Pandemie im Flug

Aus- und Weiterbildung zur Krankheitsvorsorge

Das öffentliche Bewusstsein und die Aufklärung spielen eine entscheidende Rolle bei der Vorbereitung auf die Vogelgrippe. Das Verständnis der Krankheitsdynamik, Risikofaktoren und Eindämmungsstrategien versetzt Einzelpersonen und Gemeinschaften in die Lage, proaktive Maßnahmen zu ergreifen. Bildungsinitiativen sollten:

Zielgruppe sind Geflügelproduzenten und Industriearbeiter: Umfassende Schulungen zu Biosicherheitspraktiken, Krankheitserkennung und Meldeprotokollen stellen sicher, dass diejenigen, die an vorderster Front der Vogelgrippebekämpfung stehen, gut vorbereitet sind. Maßgeschneiderte Workshops und Anleitungsmaterialien können auf die spezifischen Bedürfnisse verschiedener Produktionsumgebungen eingehen.

Fördern Sie Aufklärungskampagnen: Effektive Kommunikationskampagnen im Bereich der öffentlichen Gesundheit können Fehlinformationen reduzieren, Ängste lindern und verantwortungsvolles Verhalten fördern, das die Ausbreitung von Krankheiten eindämmt. Die Botschaften sollten die Sicherheit richtig gekochter Geflügelprodukte, Biosicherheitsmaßnahmen und die Rolle von Impfungen und Überwachung hervorheben.

Entwickeln Sie schulbasierte Programme: Die Einbindung junger Menschen durch schulbasierte Bildungsprogramme zu Tiergesundheit, Umweltschutz und zoonotischen Krankheiten kann die langfristige Aufklärung und Vorbereitung im Bereich der öffentlichen Gesundheit fördern.

Pandemie im Flug

Stärkung der internationalen Zusammenarbeit

Die Vogelgrippe ist eine globale Bedrohung, die koordinierte internationale Anstrengungen erfordert. Kanadas aktive Beteiligung an globalen Gesundheitsinitiativen und Partnerschaften stärkt seine Widerstandsfähigkeit gegenüber Ausbrüchen. Zu den Schlüsselaspekten der internationalen Zusammenarbeit gehören:

Globale Überwachungsnetzwerke: Der Austausch von Überwachungsdaten, genetischer Sequenzierung und epidemiologischen Informationen mit internationalen Partnern verbessert die Früherkennung und Risikobewertung. Die Zusammenarbeit mit Organisationen wie der Weltorganisation für Tiergesundheit

Pandemie im Flug

(OIE) und der Weltgesundheitsorganisation (WHO) ermöglicht eine einheitliche Reaktion auf neu auftretende Bedrohungen.

Handelsverhandlungen und -vereinbarungen: Die Aufrechterhaltung offener Kommunikationswege mit Handelspartnern ist für die Bewältigung von Handelsbeschränkungen bei Ausbrüchen von entscheidender Bedeutung. Eine transparente Berichterstattung und die Einhaltung internationaler Standards können Handelsstörungen abmildern und das Vertrauen in kanadische Geflügelprodukte stärken.

Gemeinsame Forschung und Entwicklung: Gemeinsame Forschungsinitiativen mit internationalen Institutionen tragen zur Entwicklung von Impfstoffen, Diagnostika und Strategien zur Krankheitsbekämpfung bei. Die Bündelung von Ressourcen und Fachwissen beschleunigt die Entdeckung innovativer Lösungen für die Herausforderungen der Vogelgrippe.

Adaptive Strategien für sich entwickelnde Bedrohungen

Die dynamische Natur der Vogelgrippe erfordert eine kontinuierliche Anpassung und Innovation der Reaktionsstrategien. Bereitschaftspläne müssen flexibel sein, um sich entwickelnden Virusstämmen, Änderungen in der landwirtschaftlichen Praxis und neuen wissenschaftlichen Erkenntnissen Rechnung zu tragen. Adaptive Strategien können Folgendes umfassen:

Impfprogramme: Fortschritte bei Impfstoffen gegen die Vogelgrippe, einschließlich Technologien der nächsten Generation, bieten neue Möglichkeiten zur Krankheitsbekämpfung. Die Bewertung der

Pandemie im Flug

Durchführbarkeit und Wirksamkeit von Impfprogrammen für Geflügel und Menschen mit hohem Risiko ist ein entscheidender Bestandteil der Vorbereitung.

Szenariobasierte Planung: Die regelmäßige Durchführung szenariobasierter Übungen zur Simulation von Ausbrüchen der Vogelgrippe hilft dabei, Lücken in den Bereitschaftsplänen zu erkennen, Reaktionsprotokolle zu verfeinern und die Koordination zwischen den Beteiligten zu verbessern.

Umwelt- und Lebensraummanagement: Angesichts der Rolle von Umweltfaktoren bei der Krankheitsdynamik können Bemühungen zur Erhaltung und Bewirtschaftung natürlicher Lebensräume den Kontakt zwischen Wildvögeln und heimischen Herden verringern. Die Einbeziehung des Umweltmanagements in die Bereitschaftspläne erhöht die allgemeine Widerstandsfähigkeit gegen Krankheiten.

Widerstandsfähigkeit der Gemeinschaft und öffentliches Engagement

Widerstandsfähige Gemeinschaften stehen im Mittelpunkt der Vorbereitung auf die Vogelgrippe. Zur Förderung der Resilienz gehört der Aufbau lokaler Kapazitäten, die Einbindung von Gemeinschaften und die Befähigung von Einzelpersonen, eine aktive Rolle bei der Prävention und Reaktion auf Krankheiten zu übernehmen. Zu den Initiativen, die die Widerstandsfähigkeit der Gemeinschaft fördern, gehören:

Unterstützungsnetzwerke für betroffene Gemeinden: Die Bereitstellung sozialer, wirtschaftlicher und psychischer Unterstützung für Gemeinden, die von Ausbrüchen der Vogelgrippe betroffen sind, trägt dazu bei, die langfristigen Auswirkungen von Krankheitskrisen zu minimieren.

Stakeholder-Foren und Partnerschaften: Durch die Schaffung von Foren für den Dialog zwischen Geflügelproduzenten, Industrievertretern, Beamten des öffentlichen Gesundheitswesens und Gemeindeführern wird sichergestellt, dass unterschiedliche Perspektiven in Strategien zum Aufbau von Resilienz einfließen.

Krisenkommunikation und Transparenz: Die Aufrechterhaltung einer offenen und transparenten Kommunikation mit der Öffentlichkeit bei Ausbrüchen schafft Vertrauen und fördert die Einhaltung öffentlicher Gesundheitsmaßnahmen. Effektive Krisenkommunikationspläne sind für den Umgang mit Unsicherheit und die Förderung der gemeinschaftlichen

Pandemie im Flug

Zusammenarbeit von entscheidender Bedeutung.

KAPITEL 10

KOMMUNIKATIONS- UND ÖFFENTLICHKEITSSTRATEGIEN WÄHREND DER AVIÄREN INFLUENZA-KRISE

Effektive Kommunikation spielt eine entscheidende Rolle bei der Bewältigung von Krisen im Bereich der öffentlichen Gesundheit, einschließlich der Vogelgrippe-Pandemie. Die Verbreitung präziser, zeitnaher und klarer Informationen ist von entscheidender Bedeutung, um das öffentliche Bewusstsein zu schärfen, die Einhaltung von Seuchenbekämpfungsmaßnahmen zu fördern und Vertrauen zwischen den Interessengruppen aufzubauen. In diesem Kapitel werden die

Pandemie im Flug

Kommunikationsstrategien untersucht, die während der Vogelgrippekrise in Kanada eingesetzt wurden, einschließlich Kampagnen im Bereich der öffentlichen Gesundheit, Medienengagement, Kommunikation mit Interessengruppen und Bemühungen zur Bekämpfung von Fehlinformationen. Es unterstreicht die Bedeutung einer transparenten, wissenschaftlich fundierten Kommunikation, um das Verständnis und die Unterstützung für Bemühungen zur Krankheitsprävention und -kontrolle zu fördern.

Kampagnen zur öffentlichen Gesundheit und Informationsverbreitung

Öffentliche Gesundheitskampagnen sind ein entscheidender Bestandteil der Reaktion auf

Pandemie im Flug

Ausbrüche der Vogelgrippe. Diese Kampagnen zielen darauf ab, die Öffentlichkeit über die mit der Vogelgrippe verbundenen Risiken, die Maßnahmen zur Bekämpfung von Ausbrüchen und die Maßnahmen zu informieren, die Einzelpersonen ergreifen können, um sich selbst und ihre Gemeinschaften zu schützen. Effektive öffentliche Gesundheitskampagnen nutzen eine Reihe von Kommunikationskanälen, darunter Fernsehen, Radio, Printmedien, soziale Medien und Community-Outreach-Programme, um unterschiedliche Zielgruppen zu erreichen.

In Kanada konzentrierten sich öffentliche Gesundheitskampagnen bei Ausbrüchen der Vogelgrippe darauf, Geflügelproduzenten, Landarbeiter, Verbraucher und die breite Öffentlichkeit über die Natur des Virus und die Bedeutung von Biosicherheitsmaßnahmen aufzuklären.

Pandemie im Flug

Kampagnenbotschaften betonen oft die Sicherheit richtig gekochter Geflügelprodukte, die Notwendigkeit sorgfältiger Hygienepraktiken und die Rolle des Einzelnen bei der Verhinderung der Ausbreitung des Virus. Maßgeschneiderte Nachrichten, die auf die spezifischen Anliegen und Bedürfnisse verschiedener demografischer Gruppen zugeschnitten sind, erhöhen die Wirksamkeit der Kommunikation im Bereich der öffentlichen Gesundheit.

Engagement mit den Medien

Die Medien dienen bei Krisen im Bereich der öffentlichen Gesundheit als wichtiges Informationsmedium. Journalisten und Medienunternehmen spielen eine entscheidende Rolle bei der Gestaltung der öffentlichen Wahrnehmung von Ausbrüchen der Vogelgrippe und der Reaktionsbemühungen von Regierungen

Pandemie im Flug

und Interessenvertretern aus der Industrie. Eine wirksame Zusammenarbeit mit den Medien ist unerlässlich, um eine genaue, ausgewogene und kontextbezogene Berichterstattung über die Krise sicherzustellen.

Bei Ausbrüchen der Vogelgrippe müssen öffentliche Gesundheitsbehörden und Branchenvertreter regelmäßig über aktuelle Informationen informieren, Pressekonferenzen abhalten und glaubwürdige Sprecher bereitstellen, die auf die Bedenken der Öffentlichkeit eingehen können. Der Aufbau offener Kommunikationswege mit den Medien trägt dazu bei, Vertrauen aufzubauen, Fehlinformationen entgegenzuwirken und die Gründe für Seuchenbekämpfungsmaßnahmen wie Keulungen und Bewegungseinschränkungen zu klären. Proaktives Medienengagement, kombiniert mit transparenter

Pandemie im Flug

Kommunikation über Risiken und Minderungsbemühungen, kann die Besorgnis der Öffentlichkeit verringern und eine einheitliche Reaktion fördern.

Stakeholder-Kommunikation und -Koordination

Die erfolgreiche Bewältigung von Ausbrüchen der Vogelgrippe erfordert eine effektive Kommunikation und Koordination zwischen einer Vielzahl von Interessengruppen, darunter Regierungsbehörden, Geflügelproduzenten, Tierärzte, Branchenorganisationen und internationale Partner. Eine rechtzeitige und genaue Kommunikation zwischen diesen Interessengruppen gewährleistet eine koordinierte Reaktion auf Ausbrüche, erleichtert die Umsetzung von Biosicherheitsmaßnahmen und unterstützt Bemühungen zur Krankheitsüberwachung und -bekämpfung.

Pandemie im Flug

Regelmäßige Kommunikationskanäle wie Branchen-Newsletter, Webinare und gemeinsame Treffen ermöglichen es den Beteiligten, Informationen auszutauschen, Aktualisierungen bereitzustellen und aufkommende Herausforderungen anzugehen. Regierungsbehörden wie die Canadian Food Inspection Agency (CFIA) spielen eine zentrale Rolle bei der Koordinierung der Kommunikationsbemühungen, der Bereitstellung von Leitlinien zu Protokollen zur Seuchenbekämpfung und der Verbreitung wichtiger Informationen an betroffene Gemeinden. Branchenverbände wie die Chicken Farmers of Canada tragen ebenfalls zur Stakeholder-Kommunikation bei, indem sie Ressourcen, Schulungen und Unterstützung für Mitglieder anbieten.

Pandemie im Flug

Bekämpfung von Fehlinformationen und öffentlichen Bedenken

Fehlinformationen und falsche Vorstellungen über die Vogelgrippe können das Vertrauen der Öffentlichkeit in Maßnahmen zur Seuchenbekämpfung untergraben und zu Angst und Verwirrung führen. Bei Ausbrüchen stellt die schnelle Verbreitung falscher Informationen über soziale Medien und andere Online-Plattformen eine große Herausforderung für Gesundheitsbehörden und Branchenakteure dar. Die Bekämpfung von Fehlinformationen erfordert eine proaktive und transparente Kommunikationsstrategie, die wissenschaftlich fundierte Fakten hervorhebt, Mythen räumt und direkt mit der Öffentlichkeit interagiert.

Öffentliche Gesundheitsbehörden müssen Social-Media-Kanäle überwachen, auf

Pandemie im Flug

unzutreffende Angaben reagieren und klare, konsistente Nachrichten bereitstellen, die auf häufige Fragen und Bedenken eingehen. Die Einbindung vertrauenswürdiger Gemeindevorsteher, medizinischer Fachkräfte und Influencer zur Verbreitung präziser Informationen kann dazu beitragen, Fehlinformationen entgegenzuwirken und ein breiteres Publikum zu erreichen. Der Aufbau des Vertrauens der Öffentlichkeit durch konsistente, transparente Kommunikation ist von entscheidender Bedeutung, um die Einhaltung von Seuchenbekämpfungsmaßnahmen zu fördern und die öffentliche Unterstützung für Bemühungen zur Ausbruchsbekämpfung aufrechtzuerhalten.

Die Rolle sozialer Medien in der Krisenkommunikation

Soziale Medien sind zu einem wirkungsvollen Instrument für die

Pandemie im Flug

öffentliche Kommunikation bei Gesundheitskrisen, einschließlich Ausbrüchen der Vogelgrippe, geworden. Plattformen wie Twitter, Facebook und Instagram ermöglichen den Informationsaustausch in Echtzeit, die Beteiligung der Öffentlichkeit und die Verbreitung wichtiger Updates. Soziale Medien ermöglichen es öffentlichen Gesundheitsbehörden, schnell ein breites Publikum zu erreichen, auf neu auftretende Probleme zu reagieren und direkt mit der Öffentlichkeit in einen wechselseitigen Dialog zu treten.

Bei Ausbrüchen der Vogelgrippe können Social-Media-Kampagnen öffentliche Gesundheitsbotschaften verbreiten, Ressourcen teilen und zeitnahe Updates zu den Bemühungen zur Seuchenbekämpfung bereitstellen. Der interaktive Charakter sozialer Medien ermöglicht sofortiges Feedback und Engagement und ermöglicht es öffentlichen Gesundheitsbehörden, Fragen zu beantworten, Missverständnisse zu klären und Vertrauen bei Followern aufzubauen. Allerdings stellt die schnelle Verbreitung von Fehlinformationen in den sozialen Medien auch Herausforderungen dar, die einen proaktiven und strategischen Ansatz bei der Moderation von Inhalten und der Informationsverbreitung erfordern.

Planung und Vorbereitung der Krisenkommunikation

Eine effektive Kommunikation bei Ausbrüchen der Vogelgrippe erfordert sorgfältige Planung und Vorbereitung. Krisenkommunikationspläne beschreiben die Rollen, Verantwortlichkeiten und Protokolle für die Verbreitung von Informationen während eines Notfalls im Bereich der öffentlichen Gesundheit. Diese Pläne sollten regelmäßig überprüft und aktualisiert werden, um neuen

Kommunikationsinstrumenten, veränderten Erwartungen der Öffentlichkeit und Lehren aus früheren Ausbrüchen Rechnung zu tragen.

Zu den Schlüsselelementen eines Krisenkommunikationsplans gehören:

Nachrichtenentwicklung: Erstellen klarer, konsistenter und wissenschaftlich fundierter Nachrichten, die auf die Bedürfnisse verschiedener Zielgruppen zugeschnitten sind.

Sprecherschulung: Sicherstellen, dass designierte Sprecher auf eine effektive Kommunikation mit der Öffentlichkeit und den Medien vorbereitet sind.

Stakeholder-Koordinierung: Einrichtung von Kommunikationskanälen und Protokollen für den Informationsaustausch zwischen

Pandemie im Flug

Regierungsbehörden, Branchenakteuren und Gemeinschaftsorganisationen.

Überwachung und Bewertung: Kontinuierliche Überwachung der öffentlichen Stimmung, der Medienberichterstattung und des Engagements in den sozialen Medien, um die Wirksamkeit der Kommunikationsbemühungen zu bewerten und Verbesserungsmöglichkeiten zu identifizieren.

Vorbereitungsübungen wie Simulationsübungen und Tischübungen können öffentlichen Gesundheitsbehörden und Branchenakteuren dabei helfen, ihre Kommunikationsreaktion auf Ausbrüche der Vogelgrippe zu üben und ihre Strategien für den Umgang mit der Öffentlichkeit und den Medien zu verfeinern.

Transparenz und Vertrauensbildung

Transparenz ist ein Eckpfeiler effektiver Kommunikation bei Krisen im Bereich der öffentlichen Gesundheit. Das Vertrauen der Öffentlichkeit wird durch eine konsistente, ehrliche und transparente Kommunikation aufgebaut, die die Herausforderungen bei der Bewältigung von Vogelgrippe-Ausbrüchen anerkennt und die Gründe für Maßnahmen zur Seuchenbekämpfung erläutert. Der Aufbau von Vertrauen erfordert ein kontinuierliches Engagement für Offenheit, Rechenschaftspflicht und Reaktionsfähigkeit auf öffentliche Anliegen.

Öffentliche Gesundheitsbehörden müssen nicht nur mitteilen, was über den Ausbruch bekannt ist, sondern auch, was noch nicht bekannt ist, und Aktualisierungen bereitstellen, sobald neue Informationen verfügbar sind. Indem sie ihr Engagement

Pandemie im Flug

für Transparenz und evidenzbasierte Entscheidungsfindung unter Beweis stellen, können Gesundheitsbehörden das Vertrauen der Öffentlichkeit stärken und die Zusammenarbeit bei Seuchenbekämpfungsmaßnahmen fördern.

KAPITEL 11

POLITISCHE UND GESETZLICHE RAHMENBEDINGUNGEN ZUR KONTROLLE DER AVIÄREN INFLUENZA

Richtlinien und Gesetze sind von grundlegender Bedeutung für die Gestaltung der Reaktion eines Landes auf Krisen im Bereich der öffentlichen Gesundheit, wie beispielsweise die Vogelgrippe-Pandemie. In Kanada stützt sich die Bekämpfung der Vogelgrippe auf einen umfassenden Rahmen aus Gesetzen, Vorschriften und Richtlinien, die darauf abzielen, Ausbrüche zu kontrollieren, die öffentliche Gesundheit zu schützen und betroffene

Pandemie im Flug

Interessengruppen zu unterstützen. Das Kapitel bietet eine detaillierte Untersuchung der politischen und gesetzgeberischen Reaktion Kanadas auf die Vogelgrippe und deckt dabei Bundes- und Provinzrahmen, internationale Standards, Notfallmaßnahmen und die beteiligten Regulierungsbehörden ab. Es beleuchtet sowohl die Stärken als auch die Bereiche mit Verbesserungspotenzial innerhalb der bestehenden politischen Landschaft und bietet Einblicke, wie Kanada seine Bereitschaft und Widerstandsfähigkeit gegenüber künftigen Ausbrüchen verbessern kann.

Pandemie im Flug

Bundesrechtliche Rahmenbedingungen und Regulierungsbehörden

Kanadas Reaktion auf die Vogelgrippe wird in erster Linie durch Bundesgesetze geregelt, die die Rechtsgrundlage für Maßnahmen zur Seuchenbekämpfung, Überwachung und Durchsetzung festlegen. Die Canadian Food Inspection Agency (CFIA) fungiert als führende Regulierungsbehörde für Tiergesundheit, einschließlich der Bekämpfung von Ausbrüchen der Vogelgrippe. Zu den wichtigsten bundesstaatlichen Gesetzgebungsinstrumenten, die die Bekämpfung der Vogelgrippe leiten, gehören:

Das Tiergesundheitsgesetz: Dieses Gesetz verleiht der CFIA die Befugnis, Maßnahmen zur Prävention, Kontrolle und Ausrottung

Pandemie im Flug

von Tierseuchen, einschließlich der Vogelgrippe, zu ergreifen. Es beschreibt Verfahren für die Meldung von Krankheiten, Quarantänemaßnahmen, Bewegungsbeschränkungen und die Tötung infizierter Herden.

Die Tiergesundheitsverordnung: Diese Verordnung unterstützt die Umsetzung des Tiergesundheitsgesetzes, indem sie Maßnahmen zur Seuchenbekämpfung, Import- und Exportanforderungen sowie Biosicherheitsstandards festlegt.

Das Notfallmanagementgesetz: Dieses Gesetz bietet einen Rahmen für die Koordination von Notfallmaßnahmen zwischen Bundes-, Provinz- und Territorialregierungen bei Krisen im Bereich der öffentlichen Gesundheit, einschließlich Ausbrüchen zoonotischer Krankheiten.

Pandemie im Flug

Die CFIA spielt eine zentrale Rolle bei der Durchsetzung dieser Gesetzgebungsinstrumente, der Koordinierung von Aktivitäten zur Seuchenbekämpfung und der Zusammenarbeit mit Provinzbehörden, Interessenvertretern der Industrie und internationalen Partnern. Zu seinen Aufgaben gehören die Durchführung von Überwachungen und Tests, die Erteilung von Anordnungen zur Seuchenbekämpfung und die Übermittlung von Risikoinformationen an die Öffentlichkeit und die Industrie.

Provinz- und Territorialgesetzgebung

Zusätzlich zur Bundesgesetzgebung verfügt jede kanadische Provinz und jedes kanadische Territorium über einen eigenen Rechtsrahmen für Tiergesundheit und Seuchenbekämpfung. Die Provinzbehörden arbeiten eng mit der CFIA zusammen, um Maßnahmen zur Seuchenbekämpfung

Pandemie im Flug

umzusetzen, Biosicherheitsprotokolle durchzusetzen und betroffene Gemeinden zu unterstützen. Die Gesetzgebung der Provinzen ist unterschiedlich, umfasst jedoch häufig Gesetze zur Tiergesundheit, zur Meldung von Krankheiten und zum Notfallmanagement.

Eine wirksame Koordinierung zwischen Bundes- und Landesregierungen ist für die Bewältigung von Ausbrüchen der Vogelgrippe von entscheidender Bedeutung. Gemeinsame Reaktionspläne, zwischenstaatliche Vereinbarungen und Kommunikationsprotokolle ermöglichen einen einheitlichen Ansatz zur Seuchenbekämpfung. Allerdings können Unterschiede in der Landesgesetzgebung und der Ressourcenverfügbarkeit eine Herausforderung für die Erzielung einheitlicher und wirksamer Maßnahmen im ganzen Land darstellen.

Pandemie im Flug

Internationale Standards und Handelskonformität

Kanadas Reaktion auf die Vogelgrippe wird auch durch sein Engagement für internationale Standards und Handelsabkommen geprägt. Die Weltorganisation für Tiergesundheit (OIE) legt Richtlinien zur Prävention, Erkennung und Bekämpfung von Tierseuchen, einschließlich der Vogelgrippe, fest. Als Mitglied der OIE hält sich Kanada an diese Richtlinien, um sicherzustellen, dass seine Maßnahmen zur Seuchenbekämpfung wissenschaftlich fundiert, transparent und im Einklang mit internationalen Best Practices sind.

Die Einhaltung internationaler Standards ist von entscheidender Bedeutung, um Kanadas Ruf als zuverlässiger Handelspartner aufrechtzuerhalten und Handelsstörungen durch Ausbrüche der

Pandemie im Flug

Vogelgrippe zu minimieren. Die CFIA arbeitet eng mit internationalen Partnern zusammen, um sicherzustellen, dass Kanadas Maßnahmen zur Seuchenbekämpfung den OIE-Standards entsprechen, und um die Aufhebung der Handelsbeschränkungen auszuhandeln, die Importländer bei Ausbrüchen auferlegt haben.

Notfallpläne und Krankheitskontrollprotokolle

Kanadas Reaktion auf Ausbrüche der Vogelgrippe orientiert sich an umfassenden Notfallplänen, in denen die Protokolle und Verfahren zur Bewältigung von Krankheitsvorfällen dargelegt sind. Diese Pläne umfassen Maßnahmen zur Krankheitsüberwachung, Risikobewertung, Eindämmung und Kommunikation. Zu den wichtigsten Bestandteilen der kanadischen Notfallpläne für die Vogelgrippe gehören:

Pandemie im Flug

Überwachung und Tests: Proaktive Überwachungsprogramme sollen Vogelgrippefälle frühzeitig erkennen und eine weitverbreitete Übertragung verhindern. Für heimische Geflügelbestände, Wildvögel und importierte Vögel werden Testprotokolle erstellt.

Quarantäne- und Bewegungsbeschränkungen: Bei einem Ausbruch werden Quarantänezonen eingerichtet, um die Bewegung von Geflügel, Personen und Geräten innerhalb der betroffenen Gebiete einzuschränken. Bewegungseinschränkungen tragen dazu bei, das Virus einzudämmen und eine weitere Ausbreitung zu verhindern.

Keulung und Entsorgung: Infizierte und exponierte Herden können gekeult werden, um die Virusquelle zu beseitigen. Sichere

Pandemie im Flug

und humane Keulungsverfahren, gefolgt von geeigneten Entsorgungsmethoden, sind für die Kontrolle von Ausbrüchen von entscheidender Bedeutung.

Biosicherheitsmaßnahmen: Biosicherheitsprotokolle werden auf Betriebsebene durchgesetzt, um das Risiko der Einschleppung und Ausbreitung von Krankheiten zu verringern. Zu diesen Maßnahmen gehören Hygienepraktiken, Zugangskontrollen und die Verwendung von Schutzausrüstung.

Die Wirksamkeit der kanadischen Notfallpläne hängt von der Koordination und Zusammenarbeit aller Beteiligten ab, einschließlich Regierungsbehörden, Industrievertretern, Tierärzten und Landwirten. Regelmäßige Aktualisierungen, Schulungen und Überprüfungen der Reaktionspläne stellen sicher, dass diese angesichts der sich entwickelnden

Krankheitsbedrohungen relevant und wirksam bleiben.

Vergütungsprogramme und Unterstützung für betroffene Stakeholder

Entschädigungsprogramme spielen eine Schlüsselrolle bei der Unterstützung von Geflügelproduzenten und anderen Interessengruppen, die von Ausbrüchen der Vogelgrippe betroffen sind. Der Verlust von Herden aufgrund der Keulung sowie Unterbrechungen in Produktion und Handel können schwerwiegende wirtschaftliche Folgen für Landwirte und ländliche Gemeinden haben. Bundes- und Landesregierungen bieten finanzielle Unterstützung an, um die direkten Verluste betroffener Produzenten auszugleichen und die Wiederaufbaubemühungen zu unterstützen.

Pandemie im Flug

Vergütungsprogramme orientieren sich an spezifischen Kriterien und Richtlinien, um sicherzustellen, dass die Zahlungen fair, transparent und pünktlich erfolgen. Allerdings können Herausforderungen wie Verzögerungen bei der Entschädigung, Diskrepanzen bei der Deckung und administrative Komplexität die Wirksamkeit dieser Programme beeinträchtigen. Die Bewältigung dieser Herausforderungen ist von entscheidender Bedeutung, um das Vertrauen und die Zusammenarbeit der betroffenen Interessengruppen bei Ausbrüchen aufrechtzuerhalten.

Biosicherheitsgesetze und -standards

Biosicherheit ist ein entscheidender Bestandteil der kanadischen Strategie zur Bekämpfung der Vogelgrippe. Gesetze und Industriestandards legen die Anforderungen an Biosicherheitspraktiken auf Betriebsebene fest, einschließlich

Pandemie im Flug

Hygieneprotokollen, Besucherzugangskontrollen und Beschränkungen der Tierbewegung. Die CFIA und Branchenverbände arbeiten zusammen, um das Bewusstsein für Biosicherheit zu fördern und Geflügelproduzenten Schulungen und Ressourcen bereitzustellen.

Die Einhaltung von Biosicherheitsstandards ist für die Verhinderung der Einschleppung und Ausbreitung der Vogelgrippe von entscheidender Bedeutung. Durchsetzungsmechanismen wie Inspektionen und Audits tragen dazu bei, sicherzustellen, dass Biosicherheitsmaßnahmen branchenweit konsequent angewendet werden. Laufende Forschung und Innovation im Bereich Biosicherheitspraktiken verbessern die Fähigkeit Kanadas, seinen Geflügelsektor vor Krankheitsbedrohungen zu schützen.

Pandemie im Flug

Öffentliche Konsultation und Politikentwicklung

Die Entwicklung und Umsetzung von Richtlinien zur Bekämpfung der Vogelgrippe erfordert häufig öffentliche Konsultationen und die Einbeziehung von Interessengruppen. Beiträge von Geflügelproduzenten, Industrieorganisationen, Tierärzten, Forschern und der Öffentlichkeit tragen dazu bei, Richtlinien zu entwickeln, die praktisch und effektiv sind und auf die Bedürfnisse der betroffenen Gemeinden eingehen. Öffentliche Konsultationsprozesse fördern außerdem Transparenz, Rechenschaftspflicht und öffentliches Vertrauen in den politischen Entscheidungsprozess.

Die Erfahrungen Kanadas mit Ausbrüchen der Vogelgrippe haben gezeigt, wie wichtig die Entwicklung einer adaptiven Politik ist, die Lehren aus vergangenen Vorfällen berücksichtigt. Kontinuierliche Verbesserungen, die auf dem Feedback der Interessengruppen und wissenschaftlichen Fortschritten basieren, stellen sicher, dass die Richtlinien bei der Bewältigung neu auftretender Krankheitsbedrohungen relevant und wirksam bleiben.

Herausforderungen und Chancen zur Verbesserung der Politik

Obwohl Kanadas politische und gesetzliche Rahmenbedingungen zur Bekämpfung der Vogelgrippe robust sind, gibt es Bereiche für Verbesserungen. Herausforderungen wie regulatorische Fragmentierung, Ressourcenbeschränkungen und die Notwendigkeit einer konsequenten Durchsetzung von Biosicherheitsmaßnahmen können die Wirksamkeit der Bemühungen zur Seuchenbekämpfung beeinträchtigen. Die

Pandemie im Flug

Bewältigung dieser Herausforderungen erfordert die Zusammenarbeit zwischen Bundes- und Landesregierungen, Branchenakteuren und internationalen Partnern.

Zu den Möglichkeiten zur Verbesserung der Politik gehören:

Harmonisierung der Bundes- und Provinzvorschriften: Eine stärkere Angleichung der Bundes- und Provinzvorschriften kann die Konsistenz und Wirksamkeit von Seuchenbekämpfungsmaßnahmen verbessern.

Stärkung öffentlich-privater Partnerschaften: Kooperationsinitiativen zwischen Regierungsbehörden, Industrieverbänden und Forschungseinrichtungen können

Pandemie im Flug

Innovationen vorantreiben und Biosicherheitspraktiken verbessern.

Investitionen in die Prävention und Forschung von Krankheiten: Kontinuierliche Investitionen in Forschung, Überwachung und Präventionsmaßnahmen können das Risiko von Ausbrüchen der Vogelgrippe verringern und Kanadas Bereitschaft und Widerstandsfähigkeit verbessern.

KAPITEL 12

WIRTSCHAFTLICHE AUSWIRKUNGEN DER AVIÄREN INFLUENZA-KRISE AUF KANADA

Die Vogelgrippekrise hat erhebliche wirtschaftliche Auswirkungen, die über den Geflügelsektor hinausgehen. In diesem Kapitel werden die weitreichenden wirtschaftlichen Auswirkungen des Ausbruchs auf Kanadas Geflügelindustrie, Handelsbeziehungen, Lebensmittelpreise, ländliche Gemeinden und die nationale Wirtschaft untersucht. Die Analyse der mit Seuchenbekämpfungsmaßnahmen, Produktionsausfällen und Handelsbeschränkungen verbundenen Kosten bietet Einblick in die umfassenderen

Pandemie im Flug

wirtschaftlichen Herausforderungen, die sich aus Ausbrüchen der Vogelgrippe ergeben. Darüber hinaus werden Strategien zur wirtschaftlichen Erholung, zum Aufbau von Widerstandsfähigkeit und zur Abmilderung künftiger wirtschaftlicher Schocks untersucht, die durch Ausbrüche von Infektionskrankheiten im Agrarsektor verursacht werden.

Auswirkungen auf die Geflügelindustrie

Die Geflügelindustrie steht an vorderster Front der wirtschaftlichen Auswirkungen der Ausbrüche der Vogelgrippe. Kanadas Geflügelzüchter, -verarbeiter und -händler müssen mit erheblichen finanziellen Verlusten rechnen, die durch die Tötung infizierter und exponierter Herden, Produktionsstopps und die mit verstärkten Biosicherheitsmaßnahmen verbundenen Kosten entstehen. Die Auswirkungen sind in

Pandemie im Flug

der gesamten Lieferkette zu spüren, von Futtermittellieferanten und Brütereien bis hin zu Verarbeitern und Einzelhändlern.

Der Verlust ganzer Herden aufgrund der obligatorischen Keulung kann verheerende Folgen für einzelne Erzeuger haben, insbesondere für diejenigen, deren Haupteinnahmequelle die Geflügelproduktion ist. Von Bundes- und Landesregierungen bereitgestellte finanzielle Ausgleichsprogramme zielen darauf ab, die wirtschaftliche Belastung der betroffenen Produzenten zu verringern. Herausforderungen wie Verzögerungen bei der Entschädigung und unvollständige Deckung können jedoch die wirtschaftliche Not verschärfen. Die Notwendigkeit eines optimierten, transparenten und effizienten Entschädigungsprozesses ist für die Unterstützung von Produzenten bei Ausbrüchen von entscheidender Bedeutung.

Zusätzlich zu den direkten Verlusten stören Ausbrüche der Vogelgrippe die Lieferketten bei Geflügel, was zu Engpässen und erhöhten Produktionskosten führt. Verarbeiter könnten mit Kapazitätsengpässen konfrontiert sein, und bei Einzelhändlern könnte es zu Schwankungen in der Produktverfügbarkeit kommen, die sich auf die Verbraucherpreise und die Nachfrage auswirken können. Langfristige Störungen können auch das Vertrauen und die Bereitschaft der Produzenten, in den Sektor zu investieren, beeinträchtigen und eine potenzielle Bedrohung für die Stabilität der kanadischen Geflügelindustrie darstellen.

Handelsstörungen und internationaler Marktzugang

Der Handel ist ein wichtiger wirtschaftlicher Faktor bei der Bekämpfung von Ausbrüchen der Vogelgrippe. Kanada ist ein bedeutender

Pandemie im Flug

Exporteur von Geflügelprodukten, und jeder Nachweis der Vogelgrippe kann zu Handelsbeschränkungen seitens der Importländer führen. Diese Beschränkungen können zu plötzlichen und schwerwiegenden Verlusten der Exporteinnahmen führen, was nicht nur Auswirkungen auf die Geflügelproduzenten, sondern auch auf die gesamte Agrarwirtschaft hat.

Handelsbeschränkungen bleiben oft bestehen, bis Kanada durch strenge Überwachungs-, Test- und Tilgungsmaßnahmen nachweist, dass es frei von der Krankheit ist. Die Verhandlungen über den Abbau von Handelshemmnissen erfordern die Zusammenarbeit mit internationalen Partnern und die Einhaltung der von der Weltorganisation für Tiergesundheit (OIE) festgelegten Standards. Proaktive Kommunikation und transparente Krankheitsmeldungen können

Pandemie im Flug

dazu beitragen, Handelsstörungen zu minimieren und den Marktzugang schneller wiederherzustellen.

Die wirtschaftlichen Auswirkungen von Handelsbeschränkungen gehen über den unmittelbaren Verlust von Exporteinnahmen hinaus. Langfristige Marktunsicherheit und Reputationsschäden können dazu führen, dass die Nachfrage nach kanadischen Geflügelprodukten auf den Weltmärkten sinkt, selbst nachdem die Krankheit ausgerottet ist. Die Stärkung der Fähigkeiten Kanadas zur Krankheitsprävention und -reaktion ist von entscheidender Bedeutung, um das Marktvertrauen aufrechtzuerhalten und Exportmöglichkeiten zu sichern.

Lebensmittelpreisinflation und Verbraucherverhalten

Pandemie im Flug

Ausbrüche der Vogelgrippe können zur Inflation der Lebensmittelpreise beitragen, indem sie die Versorgung mit Geflügelprodukten unterbrechen und die Produktionskosten erhöhen. Ein geringeres Angebot in Verbindung mit einer erhöhten Nachfrage nach nicht betroffenem Geflügel kann die Preise für Verbraucher in die Höhe treiben. Diese Preiserhöhungen können sich überproportional auf Haushalte mit niedrigem Einkommen auswirken, die möglicherweise auf Geflügel als erschwingliche Proteinquelle angewiesen sind.

Das Verbraucherverhalten wird auch durch die öffentliche Wahrnehmung von Krankheitsrisiken und Lebensmittelsicherheit beeinflusst. Angst und Unsicherheit über die Sicherheit von Geflügelprodukten können zu veränderten Kaufgewohnheiten führen, beispielsweise zu einem geringeren Verzehr von Geflügel oder der Umstellung auf alternative Proteinquellen. Öffentliche Gesundheitskampagnen, die die Sicherheit richtig gekochter Geflügelprodukte vermitteln, sind von entscheidender Bedeutung, um das Vertrauen der Verbraucher zu wahren und wirtschaftliche Verluste abzumildern.

Wirtschaftliche Auswirkungen auf ländliche Gemeinden

Die wirtschaftlichen Folgen von Vogelgrippe-Ausbrüchen sind oft am deutlichsten in ländlichen Gemeinden zu spüren, wo die Geflügelhaltung eine wichtige Rolle in der lokalen Wirtschaft spielt. Der Verlust von Einkommen, Arbeitsplätzen und Stabilität in der Gemeinschaft aufgrund von Ausbrüchen kann langfristige soziale und wirtschaftliche Auswirkungen haben. Geflügelfarmen

Pandemie im Flug

dienen häufig als wichtige Arbeitgeber und wirtschaftliche Anker in ländlichen Gebieten, und die Schließung oder Verkleinerung von Betrieben aufgrund von Ausbrüchen kann zum Verlust von Arbeitsplätzen und zu einer verminderten Wirtschaftstätigkeit führen.

Die Unterstützung betroffener ländlicher Gemeinden ist von entscheidender Bedeutung, um die wirtschaftlichen und sozialen Auswirkungen von Ausbrüchen der Vogelgrippe zu minimieren. Regierungsprogramme, die finanzielle Unterstützung, Umschulungsmöglichkeiten und Unterstützung bei der psychischen Gesundheit bieten, können Gemeinden dabei helfen, sich zu erholen und ihre Widerstandsfähigkeit aufzubauen. Starke Partnerschaften zwischen Regierungsbehörden, Branchenorganisationen und Gemeindeführern sind für die Bereitstellung wirksamer Unterstützung und die Förderung des wirtschaftlichen Aufschwungs von entscheidender Bedeutung.

Kosten für Maßnahmen zur Seuchenbekämpfung

Die wirtschaftlichen Auswirkungen von Ausbrüchen der Vogelgrippe erstrecken sich auch auf die Kosten, die mit Maßnahmen zur Seuchenbekämpfung verbunden sind. Zu diesen Maßnahmen gehören Überwachung und Tests, Verbesserungen der Biosicherheit, Tötung und Entsorgung infizierter Herden sowie Kommunikationskampagnen zur öffentlichen Gesundheit. Regierungsbehörden, Interessenvertreter der Industrie und einzelne Hersteller tragen bei der Umsetzung dieser Maßnahmen eine erhebliche finanzielle Verantwortung.

Die Kostenwirksamkeit von Seuchenbekämpfungsmaßnahmen muss

Pandemie im Flug

sorgfältig abgewogen werden, um die Notwendigkeit einer schnellen Seuchenausrottung mit den wirtschaftlichen Auswirkungen für die betroffenen Interessengruppen in Einklang zu bringen. Investitionen in vorbeugende Maßnahmen, wie zum Beispiel verbesserte Biosicherheit und Impfforschung, können die wirtschaftliche Belastung künftiger Ausbrüche verringern, indem sie das Risiko der Einschleppung und Ausbreitung von Krankheiten minimieren.

Wirtschaftliche Widerstands- und Erholungsstrategien

Der Aufbau wirtschaftlicher Widerstandsfähigkeit gegen Ausbrüche der Vogelgrippe erfordert einen vielschichtigen Ansatz, der sowohl unmittelbare als auch langfristige Herausforderungen angeht. Zu den Strategien zur Verbesserung der

Pandemie im Flug

wirtschaftlichen Widerstandsfähigkeit gehören:

Diversifizierung der Einkommensquellen: Die Förderung der Diversifizierung innerhalb des Agrarsektors kann die wirtschaftliche Anfälligkeit von Erzeugern verringern, die stark auf die Geflügelproduktion angewiesen sind.

Risikomanagementprogramme: Versicherungs- und Risikomanagementprogramme, die krankheitsbedingte Verluste abdecken, können den Produzenten finanzielle Sicherheit bieten und wirtschaftliche Störungen reduzieren.

Öffentlich-private Partnerschaften: Kooperationsinitiativen zwischen Regierungsbehörden, Industrieorganisationen und Forschungseinrichtungen können

Pandemie im Flug

Innovationen vorantreiben, die Krankheitsprävention verbessern und die wirtschaftliche Widerstandsfähigkeit stärken.

Marktdiversifizierung: Durch die Ausweitung des Marktzugangs und die Diversifizierung der Handelsbeziehungen können die wirtschaftlichen Auswirkungen von Handelsbeschränkungen bei Ausbrüchen verringert werden.

Die wirtschaftliche Erholung nach Ausbrüchen der Vogelgrippe erfordert koordinierte Anstrengungen von Regierung, Industrie und gesellschaftlichen Interessengruppen. Finanzielle Unterstützung, Marktwiederherstellung und Investitionen in Fähigkeiten zur Krankheitsprävention und -bekämpfung sind Schlüsselkomponenten einer wirksamen Erholungsstrategie.

Pandemie im Flug

KAPITEL 13

AVIARE INFLUENZA IM KONTEXT DES KLIMAWANDELS

Die Schnittstelle zwischen Vogelgrippe und Klimawandel bringt komplexe Herausforderungen und neue Dimensionen in der Krankheitsbekämpfung und -prävention mit sich. Der Klimawandel beeinflusst Ökosysteme, Migrationsmuster von Wildtieren und die Dynamik von Infektionskrankheiten, einschließlich der Vogelgrippe. Das Verständnis, wie klimabedingte Faktoren zur Ausbreitung, Persistenz und Entstehung der Vogelgrippe beitragen, ist für die Entwicklung von Anpassungsstrategien, die die Widerstandsfähigkeit gegen Krankheiten und die ökologische Nachhaltigkeit verbessern, von entscheidender Bedeutung. Dieses Kapitel untersucht den Zusammenhang zwischen Klimawandel und Vogelgrippe und konzentriert sich dabei auf die wissenschaftlichen Erkenntnisse, ökologischen Auswirkungen und Auswirkungen auf die öffentliche Gesundheit, Politik und landwirtschaftliche Praxis in Kanada.

Klimawandel und seine Auswirkungen auf die Krankheitsdynamik

Der Klimawandel verändert die Umweltbedingungen in einer Weise, die das Risiko von Infektionskrankheiten, einschließlich der Vogelgrippe, erhöhen kann. Änderungen der Temperatur, des Niederschlags und der Wetterbedingungen haben direkte und indirekte Auswirkungen

Pandemie im Flug

auf die Ausbreitung und das Fortbestehen von Vogelgrippeviren. Zu den wichtigsten klimabedingten Faktoren, die die Vogelgrippe beeinflussen, gehören:

Temperatur und Viruspersistenz: Temperaturschwankungen beeinflussen das Überleben von Vogelgrippeviren in der Umwelt. Kältere Temperaturen können die Persistenz des Virus in Gewässern und Böden verlängern und die Wahrscheinlichkeit einer Übertragung auf Wild- und Hausvögel erhöhen.

Extreme Wetterereignisse: Der Klimawandel trägt zur Häufigkeit und Intensität extremer Wetterereignisse wie Überschwemmungen und Stürme bei. Diese Ereignisse können Ökosysteme stören, die Migration von Wildtieren erzwingen und die Interaktionen zwischen Wildvögeln und Hausgeflügel verstärken, wodurch Bedingungen

Pandemie im Flug

entstehen, die die Ausbreitung von Krankheiten begünstigen.

Veränderungen in den Vogelzugmustern: Klimabedingte Veränderungen in den Vogelzugmustern können die geografische Verteilung und den Zeitpunkt von Ausbrüchen der Vogelgrippe beeinflussen. Zugvögel, die als natürliche Reservoire für aviäre Influenzaviren dienen, können aufgrund von Änderungen der Temperatur und der Nahrungsverfügbarkeit ihre Zugrouten und Lebensräume ändern, was sich auf das Risiko einer Viruseinschleppung in neue Regionen auswirkt.

Mit dem Klimawandel verbundene Faktoren wirken nicht isoliert; Vielmehr interagieren sie mit anderen ökologischen, biologischen und vom Menschen verursachten Faktoren, um die Epidemiologie der Vogelgrippe zu beeinflussen. Für ein wirksames

Pandemie im Flug

Krankheitsmanagement ist ein umfassendes Verständnis dieser Wechselwirkungen und ihrer möglichen Folgen für die Ausbreitung und das Fortbestehen der Krankheit erforderlich.

Wildtierlebensräume und Ökosystemstörungen

Der Klimawandel kann zur Verschlechterung und Fragmentierung der Lebensräume von Wildtieren führen und Vögel dazu zwingen, auf der Suche nach Nahrung, Wasser und Schutz in neue Gebiete zu ziehen. Lebensraumveränderungen können die Interaktionen zwischen Wildvögeln und Hausgeflügel verstärken und neue Möglichkeiten für die Übertragung der Vogelgrippe schaffen. Beispielsweise können wildlebende Wasservögel, die natürliche Reservoire des Virus sind, in engeren Kontakt mit heimischen Herden

Pandemie im Flug

kommen, wenn ihre Lebensräume durch Dürren oder andere klimabedingte Ereignisse gestört werden.

Störungen des Ökosystems wirken sich auch auf die Verfügbarkeit und Verteilung von Ressourcen wie Wasser und Nahrung aus, was die Populationsdynamik und die Gesundheit wildlebender Vogelarten verändern kann. Durch Ressourcenknappheit verursachter Stress und Unterernährung können die Immunabwehr schwächen, die Anfälligkeit für Infektionen erhöhen und möglicherweise die Virusausscheidung und -übertragung verstärken.

Die Erhaltung und Wiederherstellung kritischer Lebensräume sind wichtige Strategien zur Verringerung des Krankheitsrisikos. Durch die Erhaltung von Feuchtgebieten, den Schutz von Zugrouten und die Minimierung menschlicher Eingriffe

Pandemie im Flug

in die Lebensräume wild lebender Tiere kann Kanada die Auswirkungen des Klimawandels auf die Übertragung der Vogelgrippe abmildern und die Gesundheit sowohl der Wild- als auch der Hausvogelpopulationen fördern.

Klimawandel und Zoonoserisiko

Der Zusammenhang zwischen dem Klimawandel und zoonotischen Krankheiten, einschließlich der Vogelgrippe, gibt den Gesundheitsbehörden zunehmend Anlass zur Sorge. Klimabedingte Veränderungen in Ökosystemen und im Verhalten von Wildtieren können das Risiko zoonotischer Spillover-Ereignisse erhöhen, bei denen Krankheiten von Tieren auf Menschen übertragen werden. Das Potenzial für Vogelgrippeviren, genetische Veränderungen zu erfahren, die eine Übertragung von Mensch zu Mensch ermöglichen, unterstreicht die

Pandemie im Flug

Notwendigkeit proaktiver Maßnahmen zur Reduzierung des Zoonoserisikos.

Menschliche Aktivitäten wie Abholzung, landwirtschaftliche Expansion und Urbanisierung verschärfen häufig die Auswirkungen des Klimawandels und erhöhen die Wahrscheinlichkeit des Kontakts zwischen Menschen, Haustieren und Wildtieren. Klimaanpassungsstrategien, die eine nachhaltige Landnutzung, Umweltschutz und den Schutz der Tierwelt fördern, sind von entscheidender Bedeutung, um das Risiko einer Zoonoseübertragung zu verringern und die öffentliche Gesundheit zu schützen.

Minderungs- und Anpassungsstrategien

Die Bewältigung der Auswirkungen des Klimawandels auf die Vogelgrippe erfordert einen dualen Ansatz, der Eindämmungs- und Anpassungsstrategien kombiniert.

Pandemie im Flug

Klimaschutzbemühungen zielen darauf ab, die Treibhausgasemissionen zu reduzieren und das Ausmaß des Klimawandels zu begrenzen, während sich Anpassungsstrategien auf die Verbesserung der Widerstandsfähigkeit gegenüber seinen Auswirkungen konzentrieren. Zu den wichtigsten Strategien gehören:

Überwachung und Überwachung: Systeme zur Überwachung klimaempfindlicher Krankheiten können dabei helfen, Veränderungen in den Mustern der Vogelgrippe zu erkennen und darauf zu reagieren. Die Integration von Klimadaten in die Krankheitsüberwachung ermöglicht eine frühzeitige Warnung vor möglichen Ausbrüchen und gezielte Interventionen.

Verbesserung der Biosicherheit: Die Stärkung der Biosicherheitsmaßnahmen auf Betriebsebene ist für die Verringerung des Krankheitsrisikos von entscheidender

Pandemie im Flug

Bedeutung. Die Anpassung von Biosicherheitsprotokollen an veränderte Umweltbedingungen, wie etwa extreme Wetterereignisse, kann die Widerstandsfähigkeit gegen Krankheiten verbessern.

Forschung und Innovation: Investitionen in die Forschung zum Verständnis des komplexen Zusammenhangs zwischen Klimawandel und Vogelgrippe sind für die Entwicklung evidenzbasierter Strategien und Interventionen von entscheidender Bedeutung. Gemeinsame Forschungsbemühungen können zu innovativen Lösungen für die Prävention, Kontrolle und Eindämmung von Krankheiten führen.

Nachhaltige Landwirtschaft: Klimafreundliche landwirtschaftliche Praktiken, die ökologische Nachhaltigkeit und Widerstandsfähigkeit fördern, können die Auswirkungen des Klimawandels auf die Geflügelindustrie verringern. Praktiken wie Fruchtfolge, Wasserschutz und Lebensraumschutz tragen zur allgemeinen Gesundheit des Ökosystems und zur Krankheitsprävention bei.

Politik und internationale Zusammenarbeit

Der globale Charakter sowohl des Klimawandels als auch der Vogelgrippe erfordert internationale Zusammenarbeit und koordinierte politische Reaktionen. Die Teilnahme Kanadas an internationalen Abkommen wie dem Pariser Klimaabkommen und den OIE-Standards für Tiergesundheit spiegelt sein Engagement wider, diese miteinander verbundenen Herausforderungen anzugehen. Durch gemeinsame Anstrengungen mit Nachbarländern und globalen Partnern können die Fähigkeiten zur Krankheitsprävention und -reaktion

Pandemie im Flug

verbessert, der Datenaustausch gefördert und die Widerstandsfähigkeit gegenüber klimabedingten Krankheitsbedrohungen gestärkt werden.

Nationale Maßnahmen, die Klimaanpassung und Krankheitsmanagement integrieren, sind von entscheidender Bedeutung, um die Auswirkungen der Vogelgrippe auf Kanadas Wirtschaft, Umwelt und öffentliche Gesundheit zu verringern. Die politischen Entscheidungsträger müssen die langfristigen Auswirkungen des Klimawandels auf die Krankheitsdynamik berücksichtigen und Investitionen in Prävention, Vorsorge und den Aufbau von Resilienz Vorrang einräumen.

Engagement für Gemeinschaft und Industrie

Für den Erfolg von Klimaanpassungsstrategien ist die

Pandemie im Flug

Einbindung von Gemeinschaften und Interessenvertretern der Industrie von entscheidender Bedeutung. Geflügelzüchter, Tierärzte, Forscher und Naturschützer müssen alle eine Rolle dabei spielen, die Auswirkungen des Klimawandels auf die Vogelgrippe zu verringern. Gemeindebasierte Initiativen, die Biosicherheit, Habitatschutz und nachhaltige Praktiken fördern, können lokale Kapazitäten und Widerstandsfähigkeit gegenüber Krankheitsausbrüchen aufbauen.

Aufklärungskampagnen, die das Bewusstsein für den Zusammenhang zwischen Klimawandel und Vogelgrippe schärfen, können Einzelpersonen und Gemeinschaften in die Lage versetzen, proaktive Maßnahmen zum Schutz ihrer Gesundheit, ihres Lebensunterhalts und ihrer Umwelt zu ergreifen. Die Zusammenarbeit zwischen Regierungsbehörden,

Pandemie im Flug

Industrieorganisationen und der Zivilgesellschaft ist von entscheidender Bedeutung, um ein gemeinsames Engagement für die Reduzierung des Krankheitsrisikos und den Aufbau einer gesünderen, nachhaltigeren Zukunft zu fördern.

KAPITEL 14

INNOVATION, WISSENSCHAFT UND LÖSUNGEN

Der Kampf gegen die Vogelgrippe ist eine ständige Herausforderung, die modernste Lösungen, innovative Ansätze und eine zukunftsorientierte Denkweise erfordert. Da sich die Vogelgrippe immer weiter entwickelt und Auswirkungen auf die öffentliche Gesundheit, die Landwirtschaft und den Handel hat, bieten wissenschaftliche Fortschritte und technologische Durchbrüche vielversprechende Möglichkeiten zur Eindämmung, Eindämmung und Prävention. In diesem Kapitel werden die jüngsten Entwicklungen im Management von

Pandemie im Flug

Vogelkrankheiten untersucht und untersucht, wie Technologie und Forschung die Zukunft der Reaktion und Vorbereitung auf die Vogelgrippe verändern.

Durchbrüche im Management von Vogelkrankheiten

In den letzten Jahren wurden bei der Bekämpfung von Vogelkrankheiten erhebliche Fortschritte erzielt, die durch wissenschaftliche Forschung, Zusammenarbeit im Bereich der öffentlichen Gesundheit und globale Partnerschaften vorangetrieben wurden. Diese Durchbrüche zielen darauf ab, die Ausbreitung und Auswirkungen der Vogelgrippe auf Vogelpopulationen, die menschliche Gesundheit und die Wirtschaft zu verringern. Zu den bemerkenswerten Fortschritten gehören:

Pandemie im Flug

Genetische Sequenzierung und Pathogenprofilierung: Die Fähigkeit, die Genome von Vogelgrippestämmen zu sequenzieren, hat das Verständnis der Krankheitsdynamik, Übertragungswege und viralen Mutationen revolutioniert. Die genetische Sequenzierung erleichtert die schnelle Identifizierung neuer Stämme und bietet wertvolle Einblicke in deren Herkunft, Übertragung und potenzielle Risiken. Forscher können diese Daten nutzen, um gezielte Kontrollmaßnahmen zu entwickeln, die Wirksamkeit von Impfstoffen zu bewerten und zukünftige Ausbrüche vorherzusagen.

Impfstoffe der nächsten Generation: Impfungen bleiben ein wichtiges Instrument zur Verhinderung der Ausbreitung der Vogelgrippe unter Haus- und Wildvogelpopulationen. Zu den jüngsten Innovationen gehören rekombinante Impfstoffe, die einen Breitbandschutz bieten

Pandemie im Flug

und die Wahrscheinlichkeit eines Virusaustritts und einer erneuten Infektion verringern. Die Entwicklung mRNA-basierter Impfstoffe, ähnlich denen, die während der COVID-19-Pandemie verwendet wurden, birgt das Potenzial für eine schnelle Produktion und Anpassungsfähigkeit an sich entwickelnde Virusstämme.

Verbesserte Biosicherheitsmaßnahmen: Innovationen in der Biosicherheitstechnologie haben die Krankheitsprävention in Geflügelfarmen und anderen Hochrisikoumgebungen verbessert. Automatisierte Desinfektionssysteme, Luftfiltereinheiten und Echtzeit-Überwachungstools sorgen für ein höheres Maß an Biosicherheitskonformität und Schutz vor Virusübertragung. Intelligente Sensoren und datengesteuerte Warnungen ermöglichen es Landwirten und Gesundheitsbehörden, umgehend auf neu auftretende Bedrohungen zu reagieren.

Die Rolle von Technologie und Forschung in der zukünftigen Prävention

Die Zukunft der Vogelgrippeprävention liegt in der Nutzung modernster Technologie und wissenschaftlicher Forschung, um die Komplexität der Krankheitsentstehung, -übertragung und -kontrolle anzugehen. Die Rolle der Technologie bei der Prävention erstreckt sich über verschiedene Bereiche, darunter:

Prädiktive Modellierung und Datenanalyse: Prädiktive Modellierungstools und Datenanalyseplattformen helfen dabei, Muster und Trends im Zusammenhang mit Ausbrüchen der Vogelgrippe zu erkennen. Diese Modelle beziehen Daten aus verschiedenen Quellen ein – etwa Klimabedingungen, Verhalten von Zugvögeln und Biosicherheitspraktiken –, um das

Pandemie im Flug

Ausbruchsrisiko einzuschätzen und zeitnahe Warnungen bereitzustellen. Entscheidungsträger können diese Informationen nutzen, um proaktive Maßnahmen umzusetzen und Ressourcen strategisch zu verteilen.

Künstliche Intelligenz (KI) und maschinelles Lernen: KI-gesteuerte Algorithmen und Modelle für maschinelles Lernen sind zu unverzichtbaren Werkzeugen für die Vorhersage, Überwachung und Reaktionsoptimierung von Krankheiten geworden. KI-gestützte Systeme können umfangreiche Datensätze analysieren, um Faktoren zu identifizieren, die zu Ausbrüchen beitragen, Anomalien in der Geflügelgesundheit erkennen und maßgeschneiderte Interventionen empfehlen. Durch die Integration von KI in Überwachungs- und Überwachungssysteme können Länder ihre Fähigkeit zur

Pandemie im Flug

Früherkennung und schnellen Reaktion stärken.

Präzisionslandwirtschaft und Smart Farming: Die Integration von Präzisionslandwirtschaftstechnologien ermöglicht es Geflügelzüchtern, die Produktion zu optimieren und gleichzeitig das Krankheitsrisiko zu minimieren. Intelligente Landwirtschaftstechniken – wie automatisierte Fütterungssysteme, tragbare Gesundheits-Tracker für Geflügel und klimatisierte Ställe – schaffen gesündere Umgebungen für Vögel und verringern die Anfälligkeit für Krankheiten. Präzisionslandwirtschaft verbessert auch die Ressourceneffizienz und trägt so zu nachhaltigen und widerstandsfähigen Lebensmittelsystemen bei.

Neuartige antivirale Behandlungen: Die Erforschung antiviraler Medikamente, die auf bestimmte Vogelgrippestämme abzielen, hat sich als vielversprechend für die Eindämmung von Ausbrüchen bei Vögeln und Menschen erwiesen. Durch die Beeinträchtigung der Virusreplikation und -übertragung könnten diese Behandlungen als wirksame Ergänzung zu Impfungen und Biosicherheitsstrategien dienen.

Verbundforschung und globale Zusammenarbeit

Die Komplexität der Vogelgrippe erfordert eine koordinierte globale Reaktion und sektorübergreifende Zusammenarbeit. Forschungspartnerschaften, internationale Allianzen und der grenzüberschreitende Informationsaustausch spielen eine entscheidende Rolle bei der Förderung von Innovationen und der Gewährleistung eines wirksamen Krankheitsmanagements. Zu den Kooperationsbemühungen gehören:

Pandemie im Flug

Internationale Forschungskonsortien: Partnerschaften zwischen akademischen Institutionen, Regierungsbehörden und internationalen Organisationen haben zu wertvollen Forschungsergebnissen und innovativen Lösungen geführt. Konsortien, die sich der Vogelgrippeforschung widmen, legen Wert auf Wissensaustausch, gemeinsame Feldstudien und die Entwicklung bewährter Verfahren, um die Auswirkungen der Krankheit zu verringern.

Öffentlich-private Partnerschaften: Die Einbindung der Privatwirtschaft ist entscheidend für die Beschleunigung des technologischen Fortschritts, die Finanzierung von Forschungsprojekten und die Entwicklung skalierbarer Lösungen. Unternehmen, die sich auf die Herstellung von Impfstoffen, Diagnosetools und Biosicherheitstechnologien spezialisiert haben, tragen zu den weltweiten

Pandemie im Flug

Bemühungen zur Bekämpfung von Vogelgrippeausbrüchen bei.

Globale Überwachungsnetzwerke: Die Stärkung internationaler Überwachungsnetzwerke wie das Global Early Warning System for Animal Diseases (GLEWS) verbessert die Fähigkeit, Ausbrüche zu erkennen und darauf zu reagieren. Die Zusammenarbeit mit Ländern, die vor ähnlichen Herausforderungen stehen, verbessert den Wissensaustausch, erleichtert schnelle Reaktionsbemühungen und fördert harmonisierte Krankheitsmanagementstrategien.

Förderung einer Kultur der Innovation

Um die Komplexität der Vogelgrippe zu bewältigen, ist eine Kultur erforderlich, die Innovation und kontinuierliche Verbesserung fördert. Regierungen,

Pandemie im Flug

Interessenvertreter aus der Industrie und Forschungseinrichtungen müssen zusammenarbeiten, um:

In Forschung und Entwicklung (F&E) investieren: Durch die gezielte Finanzierung von Forschung und Entwicklung wird sichergestellt, dass Wissenschaftler und Innovatoren bahnbrechende Projekte zur Krankheitsprävention und -bekämpfung verfolgen können. Investitionen in langfristige Forschungsinitiativen, einschließlich der Entwicklung von Impfstoffen und der Entdeckung antiviraler Medikamente, sind unerlässlich, um viralen Mutationen und neuen Bedrohungen einen Schritt voraus zu sein.

Förderung der Wissensverbreitung: Die Verbreitung von Forschungsergebnissen und Innovationen an alle relevanten Interessengruppen stellt sicher, dass modernste Werkzeuge und Techniken diejenigen erreichen, die an vorderster Front des Krankheitsmanagements stehen. Open-Access-Veröffentlichungen, Workshops und Konferenzen fördern den Informationsaustausch und stärken das kollektive Fachwissen.

Richtlinien und Vorschriften anpassen: Die Anpassung von Richtlinien zur Unterstützung von Innovationen im Krankheitsmanagement ist für die Förderung einer widerstandsfähigen Reaktion von entscheidender Bedeutung. Regulierungsrahmen sollten neue Technologien berücksichtigen, Zulassungsprozesse für Impfstoffe und Behandlungen rationalisieren und Anreize für Investitionen der Industrie schaffen.

KAPITEL 15

Der Blick nach vorne

Die Herausforderung der Vogelgrippe und ihre zerstörerischen Auswirkungen auf die öffentliche Gesundheit, die Wirtschaft und den Welthandel erfordern einen zukunftsorientierten Ansatz. Während der unmittelbare Fokus oft auf der Bewältigung von Ausbrüchen liegt, sobald sie auftreten, besteht die umfassendere und wichtigere Aufgabe darin, sich mit gestärkter Widerstandsfähigkeit, gut konzipierten Richtlinien und nachhaltigen Praktiken auf künftige Pandemien vorzubereiten. In diesem Kapitel wird untersucht, wie Kanada und die Welt ihre Widerstandsfähigkeit gegenüber künftigen Pandemien stärken können, indem sie die aus der Vogelgrippe gewonnenen Erkenntnisse anwenden und eine Kultur der Bereitschaft und Anpassungsfähigkeit fördern. Darüber hinaus wird die Rolle politischer Maßnahmen bei der Ausbalancierung wirtschaftlicher Aktivität, öffentlicher Gesundheitsprioritäten und ökologischer Nachhaltigkeit untersucht, um eine langfristige Koexistenz mit aufkommenden zoonotischen Bedrohungen zu erreichen.

Aufbau von Widerstandsfähigkeit gegen zukünftige Pandemien

Die COVID-19-Pandemie hat in Verbindung mit wiederkehrenden Ausbrüchen der Vogelgrippe die Fragilität globaler Systeme angesichts von Infektionskrankheiten deutlich gemacht. Der Aufbau der Widerstandsfähigkeit gegenüber künftigen Pandemien erfordert strategische

Pandemie im Flug

Investitionen, sektorübergreifende Partnerschaften und umfassende Ansätze zur Verringerung von Anfälligkeiten, zur Gewährleistung einer schnellen Reaktion und zum Schutz kritischer Infrastrukturen. Zu den wichtigsten Aspekten beim Aufbau von Resilienz gehören:

Stärkung der Gesundheitssysteme: Widerstandsfähige Gesundheitssysteme sind das Rückgrat der Bemühungen zur Pandemiebekämpfung. Durch die Sicherstellung ausreichender Gesundheitskapazitäten, die Aufrechterhaltung von Vorräten an lebenswichtigen medizinischen Hilfsgütern und Investitionen in die Ausbildung von Fachkräften im Gesundheitswesen im Bereich Infektionskrankheiten wird Kanadas Fähigkeit verbessert, schnell und effektiv auf neue Bedrohungen zu reagieren. Der universelle Zugang zur Gesundheitsversorgung und die gerechte

Pandemie im Flug

Verteilung der Ressourcen sind entscheidend für die Verringerung gesundheitlicher Ungleichheiten bei Krankheitsausbrüchen.

In One-Health-Ansätze investieren: Die Vernetzung der Gesundheit von Mensch, Tier und Umwelt hat sich als entscheidender Faktor bei der Pandemievorsorge erwiesen. One-Health-Ansätze legen Wert auf disziplinübergreifende Zusammenarbeit zur Prävention und Bekämpfung zoonotischer Krankheiten. Durch die Verbesserung der Überwachungs-, Biosicherheits- und Umweltmanagementmaßnahmen zur Begrenzung des Kontakts zwischen Wildtieren und Menschen wird das Risiko von Krankheitsübertragungen verringert.

Aufbau von Bereitschaft und Widerstandsfähigkeit der Gemeinschaft: Gemeinschaften sind oft die erste Verteidigungslinie gegen Ausbrüche von

Infektionskrankheiten. Indem wir Gemeinden mit Wissen, Schulungen und Ressourcen ausstatten, um Krankheitsrisiken zu erkennen, zu verhindern und zu bewältigen, wird die Widerstandsfähigkeit von Grund auf gestärkt. Starke Community-Netzwerke, Freiwilligeninitiativen und lokale Reaktionspläne verbessern die kollektive Bereitschaft.

Verbesserung der Überwachung und Erkennung von Pandemien

Früherkennung und schnelle Reaktion sind der Schlüssel zur Minimierung der Ausbreitung von Infektionskrankheiten. Fortschrittliche Technologien und integrierte Überwachungssysteme verändern die Landschaft der Krankheitsüberwachung und Frühwarnsysteme. Eine wirksame

Pandemie im Flug

Pandemieüberwachung sollte Folgendes umfassen:

Echtzeit-Datenintegration: Die Integration von Echtzeitdaten aus mehreren Quellen, darunter Krankenhäuser, Wildtierüberwachungssysteme und internationale Gesundheitsbehörden, ermöglicht ein genaues und zeitnahes Situationsbewusstsein. Technologien wie digitale Gesundheitstools, Big-Data-Analysen und automatisierte Meldesysteme können die Identifizierung von Ausbrüchen beschleunigen.

Internationale Zusammenarbeit: Infektionskrankheiten kennen keine Grenzen. Die Stärkung internationaler Überwachungsnetzwerke und die Förderung der globalen Zusammenarbeit beim Datenaustausch, der Erforschung von Krankheitserregern und der epidemiologischen Modellierung verbessern die kollektive Fähigkeit, neu auftretende Bedrohungen vorherzusagen und zu bewältigen. Transparente Berichterstattung, grenzüberschreitende Simulationsübungen und Informationsaustausch sind wesentliche Bestandteile der Pandemievorsorge.

Einbeziehung der Genomüberwachung: Die Genomsequenzierung spielt eine entscheidende Rolle bei der Identifizierung von Virusmutationen, der Verfolgung der Übertragungsdynamik und der Steuerung von Interventionen im Bereich der öffentlichen Gesundheit. Der Ausbau der genomischen Überwachungskapazitäten und die Förderung der Zusammenarbeit mit Forschungseinrichtungen werden das Verständnis von Krankheitserregern verbessern und die Entwicklung gezielter Gegenmaßnahmen unterstützen.

Pandemie im Flug

Gestaltung von Richtlinien für ein nachhaltiges Zusammenleben

Langfristige Pandemievorsorge ist eng mit einer wirksamen Politikgestaltung verbunden, die öffentliche Gesundheitsprioritäten, wirtschaftliche Widerstandsfähigkeit und ökologische Nachhaltigkeit in Einklang bringt. Richtlinien müssen dynamisch, evidenzbasiert und an sich entwickelnde Risiken und Herausforderungen anpassbar sein. Die folgenden Grundsätze können die Entwicklung einer nachhaltigen Koexistenzpolitik leiten:

Investitionen in die öffentliche Gesundheitsinfrastruktur: Investitionen in die öffentliche Gesundheitsinfrastruktur, Krankheitspräventionsprogramme und Forschungsinitiativen legen den Grundstein für die Widerstandsfähigkeit gegen Pandemien. Die Stärkung öffentlicher

Pandemie im Flug

Gesundheitseinrichtungen, die Förderung gesundheitlicher Chancengleichheit und die Förderung öffentlich-privater Partnerschaften werden wirksamere Reaktionen auf zoonotische Bedrohungen ermöglichen.

Nachhaltige landwirtschaftliche Praktiken: Landwirtschaft und Lebensmittelsysteme spielen eine zentrale Rolle bei der Bewältigung des Risikos zoonotischer Krankheiten. Richtlinien, die nachhaltige landwirtschaftliche Praktiken fördern, die Biosicherheit verbessern und lokale Lebensmittelsysteme unterstützen, werden das Risiko der Krankheitsübertragung verringern und gleichzeitig die Lebensgrundlagen schützen. Die Förderung der Diversifizierung, die Minimierung intensiver landwirtschaftlicher Praktiken und die Reduzierung der Lebensraumzerstörung sind entscheidende Elemente einer nachhaltigen Landwirtschaft.

Pandemie im Flug

Ausgewogenes Risikomanagement: Um öffentliche Gesundheitsmaßnahmen mit sozialen und wirtschaftlichen Überlegungen in Einklang zu bringen, sind adaptive Risikomanagementstrategien erforderlich, die die Bedürfnisse und Anliegen der Gemeinschaft widerspiegeln. Öffentliches Engagement, transparente Kommunikation und evidenzbasierte Entscheidungsfindung stellen sicher, dass die Maßnahmen sowohl wirksam als auch für unterschiedliche Bevölkerungsgruppen akzeptabel sind.

Anreize für Innovationen schaffen: Richtlinien, die Innovationen in den Bereichen Krankheitsprävention, Diagnose und Behandlungstechnologien unterstützen, werden den Fortschritt bei der Vogelgrippe- und Pandemiebekämpfung vorantreiben. Anreize wie Zuschüsse, Steuergutschriften und gemeinsame Forschungs- und Entwicklungsinitiativen fördern Investitionen des Privatsektors und den technologischen Fortschritt.

Förderung globaler Solidarität und Zusammenarbeit

Resilienz gegenüber künftigen Pandemien kann nicht isoliert erreicht werden. Um die komplexen Herausforderungen neu auftretender Infektionskrankheiten zu bewältigen, sind globale Solidarität und Zusammenarbeit erforderlich. Kanadas Engagement für internationale Partnerschaften, Forschungskooperationen und globale Gesundheitsinitiativen wird seine Pandemievorsorge stärken und zur globalen Gesundheitssicherheit beitragen. Zu den spezifischen Bereichen der internationalen Zusammenarbeit gehören:

Gemeinsame Forschung und Entwicklung: Die Bündelung von Ressourcen, Fachwissen

Pandemie im Flug

und Technologie mit internationalen Partnern beschleunigt die Entwicklung von Impfstoffen, antiviralen Medikamenten und innovativen Strategien zur Krankheitsbekämpfung. Multinationale Forschungskonsortien spielen eine entscheidende Rolle bei der Weiterentwicklung wissenschaftlicher Erkenntnisse und der Entwicklung skalierbarer Lösungen.

Gleicher Zugang zu Gesundheitsressourcen: Die Gewährleistung eines gleichberechtigten Zugangs zu Impfstoffen, Behandlungen und Instrumenten der öffentlichen Gesundheit während Pandemien ist für die globale Krankheitsbekämpfung von entscheidender Bedeutung. Kanadas Teilnahme an globalen Initiativen zur Chancengleichheit im Gesundheitswesen unterstützt die Bereitstellung wesentlicher Ressourcen für Länder mit niedrigem und mittlerem Einkommen, verringert die Ausbreitung von

Krankheiten und schützt die Weltbevölkerung.

Stärkung der Widerstandsfähigkeit von Handel und Wirtschaft: Die Aufrechterhaltung widerstandsfähiger Lieferketten und Handelsnetzwerke während Pandemien erfordert internationale Koordination und Kooperationsvereinbarungen. Richtlinien, die offene Kommunikationswege, transparente Berichterstattung und Risikominderungsstrategien unterstützen, erhöhen die wirtschaftliche Widerstandsfähigkeit und schützen gleichzeitig die öffentliche Gesundheit.

ABSCHLUSS

Nachdenken über Kanadas Weg durch die Krise

Während Kanada sich mit den Herausforderungen der Vogelgrippe-Krise auseinandersetzt, dient dies als eindringliche Erinnerung an die Verletzlichkeit und Vernetzung, die der modernen Gesellschaft innewohnt. Die Vogelgrippe hat nicht nur die Widerstandsfähigkeit des öffentlichen Gesundheitswesens und des Agrarsektors Kanadas auf die Probe gestellt, sondern auch die dringende Notwendigkeit von Weitsicht, Anpassungsfähigkeit und gemeinschaftlichem Handeln deutlich gemacht. Diese Krise ist ein deutlicher Ausdruck der komplexen Dynamik zwischen menschlichem Handeln, Tiergesundheit und

Pandemie im Flug

Umwelt und erfordert einen umfassenden und dauerhaften Ansatz zur Eindämmung künftiger Pandemien.

Kanadas Weg durch diese Krise war von hart erkämpften Erfolgen und schwierigen Lehren geprägt. Von der Früherkennung von Ausbrüchen bis hin zu koordinierten Bemühungen zur Eindämmung, Impfung und Sensibilisierung der Öffentlichkeit hat jeder Schritt die Kraft entschlossener, evidenzbasierter Führung und Zusammenarbeit unter Beweis gestellt. Die Reise offenbarte jedoch auch Bereiche für Wachstum – etwa eine verbesserte Überwachungsinfrastruktur, schnellere Vertriebskanäle für Impfstoffe und stärkere internationale Partnerschaften. Aus diesen Erfahrungen zu lernen ist von entscheidender Bedeutung für den Aufbau einer widerstandsfähigeren Zukunft, die den sich entwickelnden Bedrohungen durch Zoonosen standhalten kann.

Pandemie im Flug

Die Vogelgrippe-Krise macht deutlich, dass kein einzelner Sektor und kein einzelnes Land die Last der Krankheitsbekämpfung alleine tragen kann. Es handelt sich um eine globale Herausforderung, die gemeinsame Verantwortung und Solidarität erfordert, angetrieben durch innovative Lösungen, Investitionen in die Forschung und eine gerechte Verteilung der Ressourcen. Kanadas Engagement für die Förderung von One-Health-Ansätzen, die Unterstützung der internationalen Zusammenarbeit und die Stärkung der Kapazitäten im Bereich der öffentlichen Gesundheit positioniert das Land als führend im weltweiten Kampf gegen die Vogelgrippe und andere neu auftretende Infektionskrankheiten.

Mit Blick auf die Zukunft werden die Lehren aus dieser Krise als Fahrplan für Vorsorge, Widerstandsfähigkeit und nachhaltige Praktiken dienen. Durch die Gestaltung von

Pandemie im Flug

Richtlinien, die die Realität des Zoonoserisikos widerspiegeln, und durch den Aufbau von Systemen, die Gesundheit, Sicherheit und ökologische Nachhaltigkeit in den Vordergrund stellen, kann Kanada mit gutem Beispiel vorangehen. Diese Krise, so herausfordernd sie auch war, bietet die Gelegenheit, eine Kultur der Innovation, Widerstandsfähigkeit und proaktiven Handelns zu kultivieren, die nicht nur kanadische Bürger schützen, sondern auch einen sinnvollen Beitrag zur globalen Gesundheitssicherheit leisten kann.

Das Nachdenken über Kanadas Weg durch die Vogelgrippe-Krise ist sowohl ein Moment der Abrechnung als auch ein Zeugnis kollektiver Entschlossenheit. Bei der Bewältigung dieser Herausforderung hat Kanada seine Fähigkeit zur Beharrlichkeit und Anpassung bewiesen und einen Weg nach vorne aufgezeigt, der das Gefüge der öffentlichen Gesundheit, der

Pandemie im Flug

Widerstandsfähigkeit der Gemeinschaft und der internationalen Solidarität stärkt. Es ist ein Weg, der zwar in der Reaktion auf die gegenwärtige Krise verwurzelt ist, aber Hoffnung und Vorbereitung für die kommenden Herausforderungen bietet.

ANHANG

Anhang A

Schlüsselbegriffe und Definitionen

1. Aviäre Influenza (Vogelgrippe)
Eine ansteckende Virusinfektion, die vor allem Vögel befällt, gelegentlich aber auch Menschen und andere Tiere infizieren kann. Es wird durch Influenzaviren vom Typ A verursacht, wobei die Subtypen auf der Grundlage von zwei Oberflächenproteinen klassifiziert werden: Hämagglutinin (H) und Neuraminidase (N).

2. H5N1-Virus
Ein hochpathogener Vogelgrippevirus-Subtyp, der für zahlreiche

Pandemie im Flug

Ausbrüche bei Geflügel verantwortlich ist und in seltenen Fällen zu schweren Erkrankungen und Todesfällen beim Menschen geführt hat.

3. Ein Gesundheitsansatz
Eine kollaborative, multisektorale und transdisziplinäre Strategie, die den Zusammenhang zwischen menschlicher Gesundheit, Tiergesundheit und Umweltgesundheit anerkennt und darauf abzielt, bessere Ergebnisse für die öffentliche Gesundheit zu erzielen.

4. Zoonosische Krankheit
Krankheiten, die vom Tier auf den Menschen übertragen werden können. Ein Beispiel für eine zoonotische Erkrankung ist die Vogelgrippe.

5. Biosicherheitsmaßnahmen
Protokolle und Praktiken zur Verhinderung der Einschleppung und Ausbreitung von Infektionskrankheiten in Tierbeständen, insbesondere in der Landwirtschaft.

Pandemie im Flug

Anhang B:

Große Ausbrüche der Vogelgrippe in Kanada (Chronologie)

1. Ausbruch in British Columbia 2004

Einzelheiten: Ausbruch der hochpathogenen Vogelgrippe (HPAI), von der Millionen Geflügel im Fraser Valley in British Columbia betroffen sind.

Auswirkungen: Massentötung von Vögeln, wirtschaftliche Verluste und Änderungen der Biosicherheitspraktiken.

2. Ausbruch 2014–2015

Einzelheiten: Ausbreitung des H5N2-Virus in kommerziellen Geflügelfarmen in mehreren Provinzen, mit erheblichen Auswirkungen auf die Branche.

Auswirkung: Im ganzen Land wurden verstärkte Überwachungs- und Reaktionsprotokolle eingeführt.

3. Aktuelle Vogelgrippe-Krise (2020er Jahre)

Einzelheiten: Anhaltende Ausbrüche in Kanada, die sich auf Wildvogelpopulationen, Geflügelfarmen und Bedenken hinsichtlich der menschlichen Gesundheit auswirken.

Auswirkungen: Betonte die Notwendigkeit umfassender One-Health-Strategien und globaler Zusammenarbeit.

Anhang C

Schlüsselfiguren und Organisationen

1. Kanadische Lebensmittelinspektionsbehörde (CFIA)

Rolle: Verantwortlich für die Überwachung, Kontrolle und Prävention von Tierseuchenausbrüchen, einschließlich der Vogelgrippe, in ganz Kanada.

2. Weltgesundheitsorganisation (WHO)

Rolle: Bietet internationale Führung in globalen Gesundheitsfragen, einschließlich der Reaktion auf zoonotische Krankheiten und Pandemien.

3. Public Health Agency of Canada (PHAC)

Rolle: Beaufsichtigt die Reaktion des öffentlichen Gesundheitswesens und koordiniert die Bemühungen zur Abmilderung der Auswirkungen von Gesundheitskrisen wie der Vogelgrippe.

Anhang D

Ressourcen für weiterführende Literatur und Forschung

1. Wissenschaftliche Literatur und Zeitschriften

„Zeitschrift für Infektionskrankheiten"

„Neu auftretende Infektionskrankheiten"

„Vogelkrankheiten"

2. Bücher und Berichte

„Zoonosen: Schutz von Menschen und Tieren vor neu auftretenden Krankheitserregern" von Laura H. Kahn.

Kanadische Lebensmittelinspektionsbehörde (CFIA) berichtet über Vogelgrippe.

3. Online-Ressourcen

Kanadische Gesundheitsbehörde (PHAC)

Weltgesundheitsorganisation (WHO) zur Vogelgrippe

Anhang E

Politische Empfehlungen und Rahmenbedingungen

1. Integrierte Überwachung und Datenaustausch

Empfehlungen für den Aufbau und die Integration nationaler und regionaler Überwachungssysteme zur Erleichterung der Früherkennung und schnellen Reaktion.

2. Internationale Zusammenarbeit im Krankheitsmanagement

Strategien zur Verbesserung der Zusammenarbeit zwischen Ländern, um die globale Bereitschaft, Überwachung und koordinierte Maßnahmen zu stärken.

3. Förderung nachhaltiger landwirtschaftlicher Praktiken

Richtlinien und Anreize für die Umsetzung nachhaltiger Praktiken in der Geflügelproduktion und die Minimierung von Krankheitsübertragungsrisiken.

www.ingramcontent.com/pod-product-compliance
Lightning Source LLC
Chambersburg PA
CBHW031617210526
45464CB00004B/1616